FORSCHUNGSBERICHTE DES LANDES NORDRHEIN-WESTFALEN

Nr. 1445

Herausgegeben
im Auftrage des Ministerpräsidenten Dr. Franz Meyers
von Staatssekretär Professor Dr. h. c. Dr. E. h. Leo Brandt

DK 612.395.5 (678.2/.9)

Dr. med. Wolfgang Keller

Max-Planck-Institut für Ernährungsphysiologie, Dortmund

Studie zur Ernährung bei zwei Stämmen in Nord-Tanganyika

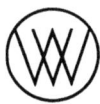

WESTDEUTSCHER VERLAG · KÖLN UND OPLADEN 1965

ISBN 978-3-663-03125-3　　ISBN 978-3-663-04314-0 (eBook)
DOI 10.1007/978-3-663-04314-0

Verlags-Nr. 011445

© 1965 by Westdeutscher Verlag, Köln und Opladen

Gesamtherstellung: Westdeutscher Verlag

Studien zur Ernährung bei zwei Stämmen in Nord-Tanganyika

Einleitung

Die Ernährungswissenschaft hat in den letzten Jahrzehnten große Fortschritte gemacht. Erweiterte Kenntnisse über den Bedarf an Nährstoffen unter verschiedenen Lebensbedingungen und über Wechselbeziehungen einzelner Nährstoffe haben es erlaubt, Ernährungswissenschaft als wohlabgegrenztes Wissenschaftsgebiet zu etablieren. Mit Hilfe ausgefeilter statistischer Methoden können wir heute ein Bild der Konsumgewohnheiten erhalten, können Änderungen früh feststellen und können erkennen, inwieweit die Ernährung den Empfehlungen der nationalen und internationalen Expertengremien entspricht. Immer weitere Kreise – mindestens in den industrialisierten Ländern – werden über die Bedeutung einer richtigen Ernährung aufgeklärt. Dank unserem jetzigen allgemeinen Wohlstand gehören Nahrungs- und Nährstoffmangel zu den Seltenheiten.

Dieses harmonische Bild hat für denjenigen, der sich heute in Deutschland mit Ernährungsphysiologie beschäftigt, den einzigen Nachteil, daß er im Lande keine Erfahrungen darüber sammeln kann, wo die Grenzen liegen, an denen eine Verminderung der Nährstoffversorgung beginnt, die Funktionstüchtigkeit und Gesundheit des Menschen zu beeinträchtigen. Wir sind in der glücklichen, wenn auch beschwerlichen Lage, zu diesem Zweck weite Reisen machen zu müssen. Durch die finanzielle Unterstützung des Landesamtes für Forschung des Landes Nordrhein-Westfalen konnte ich 4½ Monate in Nord-Tanganyika verbringen und erste Einblicke in die Ernährungsweise afrikanischer Bevölkerungsgruppen tun.

Am Beginn der Untersuchung nahm Prof. KRAUT, der Direktor des Max-Planck-Instituts für Ernährungsphysiologie teil, der jedoch nur fünf Wochen in Tanganyika bleiben konnte.

In der Hauptsache habe ich mich bei einem Stamm, den Wameru, aufgehalten. Ein kürzerer Besuch galt den Wambulu, über die infolgedessen weniger in Erfahrung gebracht werden konnte. Der Aufenthalt in Tanganyika sollte eigentlich in die Trockenzeit fallen. Die Wetterbedingungen waren jedoch insofern ungewöhnlich, als die vorhergehende Regenzeit nur wenig Niederschläge gebracht hatte, in der Trockenzeit dagegen nun außergewöhnlich viel Regen fiel.

Wameru

Am Hang und am Fuße des 4558 m hohen Meru lebt der Stamm der Wameru. Er zählte im Jahre 1948 25 000 Personen, heute dürfte die Zahl bei 37 000 liegen. Die Wameru sind Ackerbauern. Die Viehbestände sind gering, großenteils wegen des Mangels an Weideland. Der Lebensstandard ist relativ gehoben, ein weiteres Steigen ist zu erwarten. Allgemein wird nicht nur für den eigenen Verbrauch angebaut, sondern auch für den Markt, hauptsächlich Kaffee sowie kleine Mengen Mais, Bohnen, Pyrethrum und Ricinus. Etwa 90% der Kinder besuchen eine vierjährige Grundschule.

Die Dörfer Nkoaranga, Sura, Leguruki

Im Mittelpunkt unserer Betrachtung stand das Dorf Nkoaranga. Es umfaßt ein Gebiet von 6 Quadratmeilen in 1600–1800 m über dem Meer am Südhang des Meru und eine Bevölkerung von etwa 6000 Personen. Nkoaranga ist keine geschlossene Ortschaft; die rund 120 Familien sind über das Areal verstreut, da die Gehöfte meist inmitten der Felder liegen. Außer im Gebiet von Nkoaranga selbst bebauen viele Familien Felder am Fuß des Berges. Die mittlere Größe der Felder einer Familie liegt bei 6–10 acres (2,5–4 ha). Angebaut werden Mais, Bananen, Bohnen und einige Wurzeln für den eigenen Bedarf sowie Kaffee und gelegentlich Ricinus zum Verkauf. In Nkoaranga befindet sich ein Hospital der Lutherischen Kirche der Nordprovinz und eine vierklassige Volksschule.
Außer in Nkoaranga wurden auch Familien im etwas höher gelegenen Dorf Sura besucht. Hier wird an der Urwaldgrenze Pyrethrum angebaut, aus dessen Blüten ein Insecticid gewonnen wird. Im übrigen unterscheiden sich die wirtschaftlichen Verhältnisse wenig von denen in Nkoaranga.
Etwas anders sind die Bedingungen in Leguruki, einer Siedlung östlich von Nkoaranga. Dieses Dorf ist eine Neugründung, die in Durchführung des Umsiedlungsplanes von 1947 von der britischen Mandatsregierung erzwungen wurde. Die Wasserversorgung ist erheblich schlechter als in Nkoaranga oder Sura, obwohl eine Bewässerungsmöglichkeit gebaut wurde. Die Anwesen liegen verteilt in der Steppe, zwischen den bebauten Feldern sieht man noch viel Brachland, nach größeren Regenfällen zum Teil Sumpf.

Haus

Das Wohnhaus liegt meist auf einem freien Platz inmitten der Bananen-, Mais- und Kaffeepflanzungen. Oft gibt es daneben ein kleineres Vorratshaus, seltener einen umzäunten Platz für das Vieh, das auch heute noch oft nachts im Wohnhaus Platz findet. Das traditionelle Haus ist ein niedriger Rundbau aus einem Gerüst aus Balken und Zweigen, das mit Bananenstroh abgedeckt ist, wobei das Dach bis zum Boden reicht. Außer der Tür besitzt das Haus keine Öffnung, so daß der Rauch der Feuerstelle durch die Türöffnung abziehen muß. Neben dieser gewohnten Hütte sieht man heute vielfach rechteckige Häuser aller Stadien des Komforts bis zum Steinhaus mit Wellblechdach und Veranda. Die Feuerstelle besteht meist aus drei Steinen, auf die der Topf gesetzt wird.

Kleidung

Das rasche Steigen des Lebensstandards und die damit meist verbundene Europäisierung der Sitten (und der Kleidung) macht es unmöglich, ein einheitliches Bild der Lebensformen zu zeichnen.
Der Übergang von der wirtschaftlich fast autarken Familie zum Landwirt, der mehr und mehr Marktprodukte anbaut, kommt augenfällig in der Kleidung zum Ausdruck. So tragen die Frauen teils noch die gewohnten erdfarbenen Tücher mit Glasperlenschmuck an Hals und Gliedern, andere hüllen sich in die buntbedruckten, aus Japan und Indien importierten Kangas, dazwischen sieht man Kleider in europäischem Schnitt, oft noch kombiniert mit einer Kanga als Kopf- und Schultertuch. Demgegenüber tragen die Männer viel häufiger die europäischen Hemden und Hosen, und dem traditionellen Kostüm begegnet man nur noch selten.

Hauswirtschaft

In der Familie besteht eine gewisse Arbeitsteilung, die jedoch nicht streng eingehalten wird. Die Frau führt den Haushalt, das heißt, sie wartet die Kinder und kocht. Außerdem muß sie den größten Teil der Nahrungsmittel beschaffen: Der Anbau von Mais, Bananen, Bohnen für den eigenen Bedarf ist weitgehend ihr überlassen. Wo Mais und/oder Bohnen heute auch für den Verkauf angebaut werden, teilen sich Männer und Frauen vielfach in die Feldarbeit. Auch die Hühnerhaltung liegt bei der Frau. Hühner werden in geringer Zahl fast überall gehalten, Eier und Fleisch jedoch nur selten gegessen, sondern im allgemeinen verkauft. Anlage und Pflege der Kaffeefelder ist Aufgabe des Mannes. Durch den Verkauf der Ernte verfügt er über das meiste Bargeld in der Familie.
Bei der großen Bevölkerungsdichte am Meru steht für das Vieh – Rinder und Ziegen – kaum Weideland zur Verfügung. Man ist auf die nicht bebaubaren Abhänge, Flußufer und Wege angewiesen. Teilweise wird das Vieh mehrerer Familien gesammelt bei Tage auf Brachland am Rand des Siedlungsgebietes getrieben und von Knaben gehütet. Schweine werden nicht gehalten, ihr Fleisch verabscheut. Die Rinder schlachtet man nicht auf dem Hof; Fleisch wird im allgemeinen beim Metzger gekauft.

Marktprodukte

Ein Anbau für den Verkauf ist in größerem Maßstab erst durch die Entwicklung eines geregelten Marktes möglich geworden.
Die Gründung und die ständige Ausbreitung der Kooperativen hat hier bahnbrechend gewirkt. Besonders der Anbau von Kaffee ist in den letzten Jahren

stark gestiegen. Eine der Eingeborenen-Kooperativen, die Meru Co-operative Union, Ltd., gibt für die Kaffee-Erträge ihrer 5000 Mitglieder folgende Zahlen an: Von 180 tons jährlich bei Gründung der Kooperative im Jahre 1956 stieg der Ertrag 1959 auf 500 tons, 1960 auf 732 tons, 1961 auf 830 tons.

Über die Gesamtmenge an anderen Produkten, die auf den Markt gelangen, liegen uns keine Zahlen vor. Ein wohlhabender Bauer aus Nkoaranga gab als durchschnittliche Ernte zum Beispiel 15 Sack Mais, 6 Sack Bohnen und 3 Sack Hirse an. Davon wurden 5–7 Sack Mais und 4–5 Sack Bohnen verkauft. Der Ertrag pro Fläche beträgt am Fuße des Berges 3–6 Sack Mais pro acre und 4 bis 6 Sack Bohnen, weiter oben ist der Ertrag geringer.

Zur Bodenbearbeitung werden neben Hacken jetzt in zunehmendem Maße moderne eiserne Pflüge mit Zugtieren und auch motorgetriebene Geräte gebraucht.

Arbeitszeiten

Angaben über die Arbeitsbelastung zu machen, stößt auf erhebliche Schwierigkeiten. Die Arbeitszeit eines Bauern wurde in Gesprächen von ihm selbst auf 8–9 Stunden geschätzt, über die Intensität der Arbeit, Pausen und Wegezeiten konnten wir keine Informationen erhalten. Die Arbeitszeit der Frau außerhalb des Hauses wurde von demselben Mann mit 4–5 Stunden angegeben. Diese Zahlen unterliegen großen Witterungs- und jahreszeitlichen Schwankungen. Der Umfang der zweifellos vorkommenden Kinderarbeit konnte nicht geschätzt werden.

Mahlzeiten

Bei fast allen befragten Familien bestand das Frühstück lediglich aus Tee mit Milch und Zucker. In einzelnen Fällen wurde »uji« gegessen, eine dünne Suppe aus Maismehl, ähnlich unserem Haferschleim. Es gibt stets zwei Hauptmahlzeiten, die sich in Menge und Zusammensetzung offenbar nicht grundsätzlich voneinander unterscheiden. Obwohl Zwischenmahlzeiten geleugnet werden, konnten wir gelegentlich beobachten, daß geröstete Maiskolben, saure Milch oder auch Reste einer Hauptmahlzeit außerhalb der Essenszeiten verzehrt wurden. Weiter soll es vorkommen, daß besonders die Männer Fleisch kaufen und außerhalb des Hauses ohne Wissen der Familie zubereiten und essen. Dies schien aber doch als unmoralisch zu gelten, da man es für sich selbst abstritt, aber oft als Unsitte anderer schilderte. In der Regel kann man ein Fehlen von Zwischenmahlzeiten annehmen.

Sehr unterschiedlich ist der Genuß von einheimischem Bier, das aus Hirse, aber auch aus Bananen oder Mais gebraut wird. Da die christlichen Missionare den Genuß von Bier bekämpfen, sind Äußerungen über Bierverbrauch Europäern und erklärten Christen gegenüber oft nicht objektiv.

Ernährungsschäden

Eindeutige Ernährungsschäden sind nach den Erfahrungen des Hospitals in Nkoaranga selten. Der allgemeine Eindruck ist jedoch der einer, wenn nicht unterernährten, so doch schlecht ernährten Bevölkerung. Vor allem Kinder und Frauen erscheinen häufig für unsere Begriffe erschreckend mager. Der besser gestellte Teil der Hospitalangestellten, Krankenschwestern, Hebammen und Medical Assistants sowie Ladenbesitzer und einige relativ reiche Bauern unterscheiden sich in ihrer körperlichen Erscheinung deutlich von dem Gros der Bevölkerung, bei dem wohlgenährte Gestalten fast völlig fehlen.

Im Hospital von Nkoaranga kommen immer wieder Kinder mit Kwashiorkor oder Malnutrition zur Aufnahme und Behandlung, doch ist eine Schätzung der Häufigkeit der Erkrankungen schwer, da wegen der Überarbeitung des Personals keine Zahlen zu erhalten sind. Nach Mitteilungen des Provincial Medical Officer in Arusha beträgt die Zahl der Kwashiorkor- und Malnutritionfälle im benachbarten Chagga-District etwa 2,5% der ärztlich behandelten Kinder. Der Lebensstandard der Wachagga ist im Durchschnitt etwas höher als der der Wameru, die klinischen Fälle von Kwashiorkor könnten also in Nkoaranga etwas zahlreicher sein. Die Zahl der nicht diagnostizierten leichten Fälle ist erfahrungsgemäß ein Vielfaches der klinisch manifesten Fälle.

Obwohl das Auftreten der Erkrankung zum großen Teil auf Unwissenheit der Mütter und falscher Ernährung der Kinder nach dem Abstillen beruht, ist Kwashiorkor sicher ein Zeichen für allgemeinen Mangel der Bevölkerung an tierischem Protein. Bei dem benachbarten Hirtenvolk der Masai, deren Ernährung auf Milch und Fleisch aufgebaut ist, kommt Kwashiorkor normalerweise nicht vor.

Wambulu

Unsere Untersuchung beschränkte sich auf einen Teil des Mbulu-Stammes, der in der Umgebung des Oldeani wohnt, unmittelbar westlich des großen Grabenbruches (rift-valley). Die Wambulu siedeln hier auf getrennt in der Steppe liegenden Höfen und bebauen nur kleine Flächen (meist 2–3 acres), dazwischen ist reichlich Weideland für das Vieh, das in Herden aus mehreren Höfen gemeinsam geweidet wird. Angebaut wird nur der eigene Bedarf an Mais, Bohnen und etwas Gemüse, selten Weizen.

Die Höfe haben meist je 10–20 Stück Vieh, das auch zum Pflügen eingespannt werden, und im allgemeinen wenige Hühner, deren Eier an Angehörige anderer Stämme, Asiaten und Europäer verkauft werden. Die Häuser sind vom sogenannten Tembe-Typ, große rechteckige untermannshohe Gebäude aus Ästen und Stämmen. Sie sind teilweise in den Boden hineingebaut und tragen auf dem flachen Dach eine Schicht Erde. Im Innern ist meist ein großer Wohnraum, in dem bei Nacht das Vieh gehalten wird, und dahinter ein Schlaf-, Koch- und Vorratsraum. Außer der Tür gibt es keine Öffnungen nach außen, Rauch zieht durch Spalten in den Wänden ab.

Es mag interessieren, daß der Lebensstandard vom persönlichen Wohlstand merkwürdig wenig beeinflußt schien. Wohlhabende Leute lebten in den gleichen

Hütten wie arme und aßen die gleiche Kost. Der reichste Mann der von uns besuchten Gegend besaß einen aus Stein gebauten Laden, Auto und Traktor. Er wohnte in einer Tembe-Hütte hinter dem Laden und ernährte sich auf die gleiche Weise wie seine Nachbarn.

Der Lebensstandard der Wambulu ist deutlich niedriger als der der Wameru. Schulunterricht und medizinische Versorgung sind noch mangelhaft und werden erst in letzter Zeit entwickelt. Die Wambulu sind wahrscheinlich Nilohamiten, ihre Sprache ist zur Zeit noch nicht klassifiziert.

Methodik der Befragungen

Um Informationen über Art und Umfang des Nahrungsverbrauchs zu sammeln, wurden 49 Haushalte der Wameru und 19 Haushalte der Wambulu besucht. Als Dolmetscher für Swahili stand am Meru ein Medical Assistant des Hospitals in Nkoaranga zur Verfügung, Mr. WILLIAM MGAMBA, der sich schnell in die Fragestellung einfühlte. Häufig jedoch mußte ein zweiter Dolmetscher bemüht werden, da viele Erwachsene nur die Stammessprache beherrschen. Bei den Wambulu fand sich ein Krankenpfleger, der außer Swahili und Kimbulu fließend englisch sprach.

Es wurde nach den Mahlzeiten des Tages gefragt, einschließlich Frühstück. Nach Möglichkeit ließen wir uns die gebrauchten Nahrungsmittel vorweisen und wogen sie auf einer mitgeführten Haushaltswaage. Gelegentlich ließen sich die Angaben kontrollieren, wenn Wochen- oder Monatsmengen angegeben werden konnten. Fleisch, Milch und Eier wurden stets als Wochenverbrauch aufgeschrieben.

Aus den Angaben berechneten wir die Nährstoffaufnahme für jede Familie und verglichen sie mit dem Bedarf, der entsprechend den Recommended Dietary Allowances 1958 festgelegt wurde.

Methode der Probennahme und Verarbeitung

Bei 23 Familien aus Nkoaranga und Sura baten wir um Proben – eine Erwachsenenportion – von Mittag- und Abendessen eines Tages, die uns bereitwillig überlassen wurden. Die Proben wurden mit einem Fleischwolf zerkleinert und gut verrührt. Abgewogene Mengen wurden in je zwei Aluminiumdosen mit Kunststoffauskleidung gefüllt, mit Alkohol und Hydrochinon (für Vitamin-A-Analysen, etwa 0,5–1,0%) oder Eisessig (für Thiamin, Riboflavin, Vitamin C; 0,2–0,3%) versetzt, sofort nach dem Aufkochen verschlossen und als Luftfracht nach Deutschland geschickt.

In den Proben wurden bestimmt:
Kohlehydrate, Fett, Stickstoff (Protein), Calorien, Calcium; Vitamin A und

Carotin in einer Modifikation der Methode von BESSEY (spectrophotometrisch nach Chromatographie an Aluminiumsäulen), Thiamin (nach vorherigem enzymatischen Aufschluß) papierchromatographisch nach WILDEMANN, Riboflavin nach S. S. RAMASWAMY, Ascorbinsäure nach ROE und KUETHER.
Fräulein M. BÖHM, Frau Dr. L. WILDEMANN und Dr. F. JEKAT vom Max-Planck-Institut für Ernährungsphysiologie führten dankenswerterweise die Analysen in ihren Laboratorien aus.
Es stellte sich bald heraus, daß die Portionsangaben ungenau waren. Im allgemeinen war es nicht möglich, die Kochstelle im Inneren der Häuser zu besichtigen, wir waren dadurch nur auf die Angaben der Bewohner über die Größe der Portionen angewiesen. Die uns übergebenen Proben wurden fast stets als die Portion eines Erwachsenen bezeichnet, schwankten aber so stark nach Menge und Viscosität, daß an der Unrichtigkeit vieler Angaben kein Zweifel sein kann. Bei der Auswertung der Analysen erschien es daher zweckmäßig, alle Nährstoffgehalte mit dem Caloriengehalt in Beziehung zu setzen und auf 1000 Calorien umzurechnen.

Befragte Familien

Von den 49 bei den Wameru und den 19 beim Stamm der Wambulu besuchten Familien mußten einige vor der Verarbeitung der Daten ausgeschieden werden, weil die Angaben ganz offensichtlich falsch oder unvollständig waren, so zum Beispiel die eines Zauberers der Wambulu, der wohl aus Prestigebedürfnis Mengen angab, die ein Vielfaches des geschätzten Bedarfs ausmachten, oder bei den Wameru die eines Mannes, der als einziger der Gegend eine Jagdlizenz besaß. Übrig blieben 46 Familien der Wameru und 15 Mbulu-Familien. Sie umfaßten zwischen drei und zehn Personen, im Durchschnitt sechs Personen. Die Zahl der so erfaßten Personen betrug 369, davon 272 Wameru und 97 Wambulu. Die Familiengröße ließ keine Beziehung zur Deckung des Nährstoffbedarfs erkennen. Größere Familien schienen im allgemeinen nicht schlechter, kleinere nicht besser versorgt.
Gelegentlich kamen polygame Familien vor; in diesen Fällen wurden die Haushalte der einzelnen Frauen und ihrer Kinder gesondert betrachtet, der Ehemann wurde bei der Berechnung bei der Frau aufgeführt, bei der er am Untersuchungstag aß.
Eine Schätzung des Nahrungsverbrauches einzelner Familienmitglieder begegnete noch größeren Schwierigkeiten als in europäischen Ländern und wurde deshalb nicht durchgeführt.

Nahrungsbedarf

Zur Schätzung des Nahrungsbedarfs wurden die Recommended Dietary Allowances der USA von 1958 [1] zugrunde gelegt. Sie beziehen sich auf Bevölkerung,

Lebensbedingungen und Klima der USA, erlauben jedoch Korrekturen für Abweichungen, so für Alter, körperliche Aktivität, Klima und Körpergröße.

Die für höheres Lebensalter empfohlenen Reduktionen des Calorienbedarfs wurden von uns nicht in voller Höhe befolgt. Die den Korrekturvorschlägen zugrunde liegenden Beobachtungen von im Alter vermehrtem Fettgehalt des Körpers, verringerter Aktivität und verringertem Grundumsatz sind an Bevölkerungen westlicher Industrieländer gemacht. Mindestens die ersten beiden scheinen unseren allerdings subjektiven Eindrücken nach bei den untersuchten Gruppen nicht zuzutreffen. Hinzu kommt, daß sich das Alter älterer Erwachsener fast nie hinreichend genau bestimmen ließ. Korrekturen für das Klima erschienen bei der hohen Lage von 1800 m für die relativ hohe Bezugstemperatur der RDA von 20°C nicht erforderlich. Dagegen halten wir auf Grund der weiter unten aufgeführten Zahlen für Körpergröße und Körpergewicht eine Korrektur der Bedarfszahlen nach dem Vorschlag der RDA für nötig und möglich. Sie führte zu einer Verminderung um 6% für den Bedarf an Calorien, Protein, Thiamin, Riboflavin, Niacin, Vitamin A, Vitamin C, Calcium und Eisen.

Die Bedarfszahlen der einzelnen Personen wurden zu Familien-Bedarfszahlen zusammengefaßt. Das erlaubt den Vergleich mit dem ermittelten Verbrauch, der nur als Familienverbrauch angegeben werden kann, da eine Schätzung des Nahrungsverbrauchs einzelner Familienmitglieder, wie oben erwähnt, außerordentlichen Schwierigkeiten begegnete.

Größen und Gewichte

Messungen von Körpergewicht und Körpergröße wurden bei Kindern in der vierklassigen Grundschule in Nkoaranga, in der Mittelschule Makumira, bei gesunden Erwachsenen im Hospital von Nkoaranga vorgenommen. In der Atmosphäre des Krankenhauses sind die Leute eher bereit, die ungewohnten Messungen an sich vornehmen zu lassen als zu Hause, womöglich unter den kritischen Augen der Nachbarn. Aus diesem Grunde haben wir keine Daten der über ihre Ernährung befragten Familien, sondern nur von einem zufälligen Kollektiv gesunder Wameru, die kranke Angehörige zur Ambulanz begleiteten. Bei den Wambulu wurden keine Messungen gemacht, ihr Habitus zeigt aber keine so augenfälligen Unterschiede zu den Wameru, daß die aus den Daten der Wameru abgeleitete Korrektur der Nahrungsbedarfszahlen nicht auch bei den Wambulu berechtigt schien.

Die Tab. 1 gibt die Mittelwerte für die Schüler von 7 bis 17 Jahren.

Körpergrößen und Körpergewichte

Tab. 1 *Makumira Middle School und Nkoaranga Primary School*

Alter	Anzahl		Knaben		Mädchen		Bemerkungen
	Knaben	Mädchen	Gewicht [kg]	Größe [cm]	Gewicht [kg]	Größe [cm]	
9½	3		23,67	125,67			Makumira
10½	2		30,5	139,5			
11½	21	1	30,24 ± 2,02	138,43 ± 6,69	33	147	
12½	46	9	33,93 ± 4,98	142,59 ± 6,13	35,33 ± 5,27	140,0 ± 5,17	
13½	68	12	38,96 ± 6,95	150,05 ± 8,17	36,83 ± 5,38	147,0 ± 6,03	
14½	30	10	43,60 ± 7,18	156,03 ± 8,42	44,5 ± 2,96	154,5 ± 3,75	
15½	33	4	44,65 ± 7,33	158,24 ± 7,35	50,25 ± 7,28	158,75 ± 3,59	
16½	16	2	48,88 ± 5,58	161,88 ± 5,56	59,5	159,5	
17½	9		51,44 ± 4,28	164,44 ± 5,62			
7½	56	51	21,82 ± 2,59	120,79 ± 5,78	22,35 ± 2,48	123,51 ± 4,97	Nkoaranga
8½	42	23	23,24 ± 2,25	123,98 ± 4,54	23,96 ± 3,17	125,48 ± 7,71	
9½	18	19	24,94 ± 2,08	129,11 ± 4,73	25,21 ± 4,43	128,58 ± 8,59	
10½	40	29	28,28 ± 4,16	134,63 ± 7,19	26,14 ± 2,90	133,31 ± 5,36	
11½	21	14	26,48 ± 2,44	131,86 ± 4,27	28,21 ± 4,84	135,79 ± 7,07	

Das mittlere Gewicht von 107 Neugeborenen im Hospital von Nkoaranga war mit 3,23 kg (SD ± 0,4145 kg; n = 107) nicht auffällig niedriger als bei uns. Bei den Schulkindern ist dagegen deutlich ein Unterschied zu europäischen oder amerikanischen Kindern zu erkennen; sowohl in der Größe wie im Gewicht bleiben die Wamerukinder zurück. In der Abb. 1a und b sind zum Vergleich nordamerikanische Normalmaße eingetragen [2]. Wir möchten von einer ausführlichen Diskussion dieses Befundes Abstand nehmen, der hier nur dazu dient, die Berechtigung der Verminderung der Bedarfszahlen zu erhärten. Das Verhältnis von Gewicht und Größe unterscheidet sich von den Vergleichszahlen kaum. – Auch die Erwachsenen sind im Durchschnitt relativ klein und leicht.

Die Wägungen ergaben:

	Männer; n = 27	Frauen; n = 52
Gewicht [kg]	55,11 ± 5,478	51,56 ± 7,841
Größe [cm]	167,30 ± 6,969	157,73 ± 8,82

Trägt man Gewicht gegen Größe auf, so wird deutlich, daß fast alle Personen unter der Linie liegen, die nach den Recommended Dietary Allowances das wünschenswerte Gewicht pro Körpergröße bezeichnet. Im Mittel beträgt danach das ‚desirable weight' der Männer 64,5 kg, das der Frauen 54,9 kg.

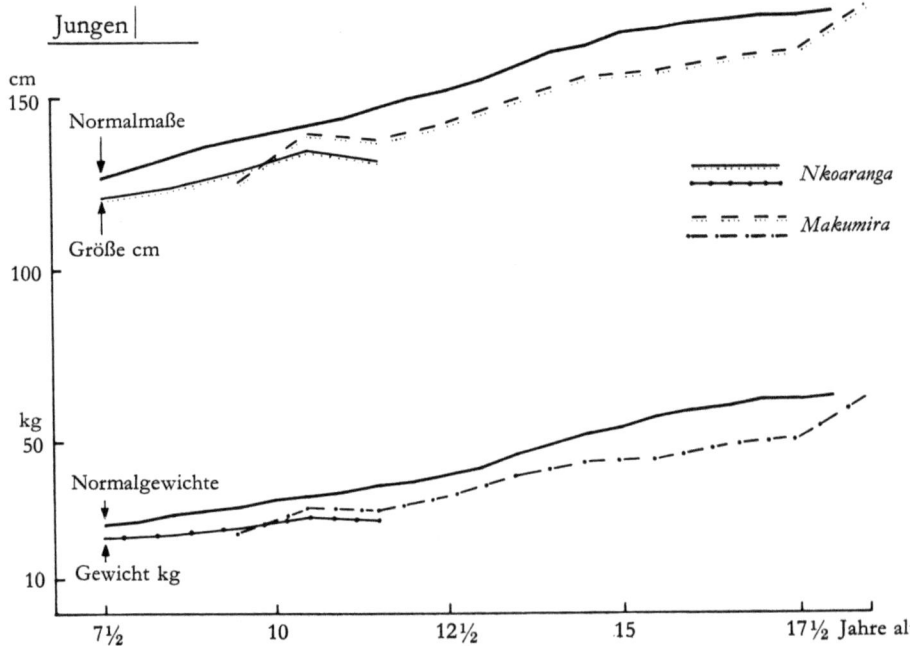

Abb. 1a Größe und Gewicht afrikanischer Jungen

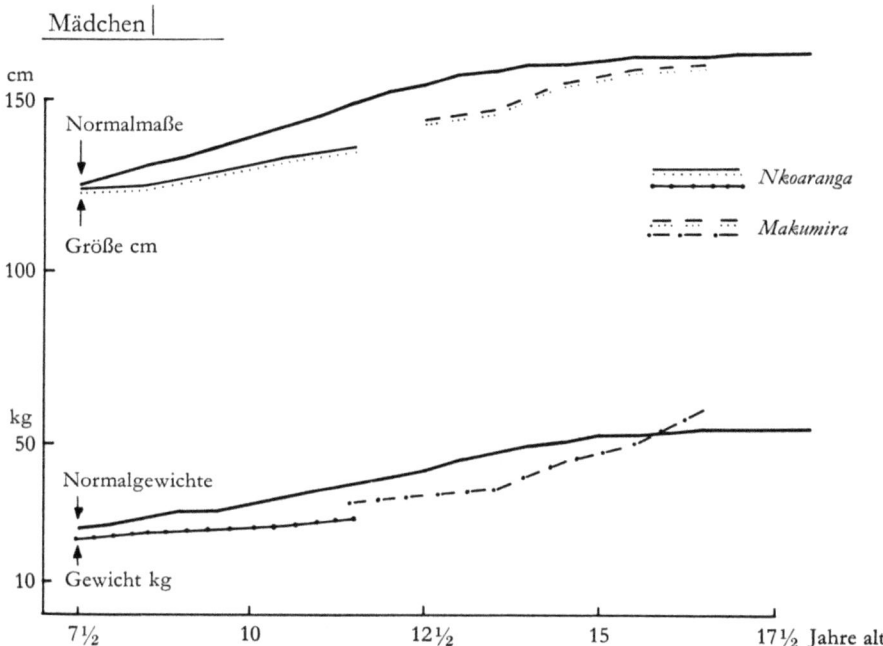

Abb. 1b Größe und Gewicht afrikanischer Mädchen

Verbrauch

Berechnung der Aufnahme von Nährstoffen

Aus den Daten der Familienbefragungen wurde die Aufnahme an Nährstoffen für jede Familie berechnet. Hierzu wurden die Tabellen von PLATT [11] verwendet. Zur Berechnung der Aufnahmen an essentiellen Aminosäuren dienten die Daten des US Department of Agriculture nach der Zusammenstellung der FAO [9] sowie in einzelnen Fällen die Tabellen von HARVEY [29].
Für frischen Mais wurden die Analysen der dem Max-Planck-Institut für Ernährungsphysiologie eingesandten Proben verwendet. Bei Bohnen wurde der mittlere Vitamin-C-Gehalt nach MORSE et al. [28] eingesetzt.

Mahlzeiten (Menus)

Die Wameru aßen drei Mahlzeiten täglich. Das Frühstück bestand mit ganz vereinzelten Ausnahmen aus Tee mit Zucker und meistens Milch. Mittags- und Abendmahlzeiten waren fast immer breiförmig. Da sie sich weder der Menge noch der Zusammensetzung nach grundsätzlich unterschieden, werden sie im folgenden einheitlich als Hauptmahlzeiten betrachtet. Die Hauptnahrungsmittel der Wameru waren Mais, Bohnen und Bananen (außer in Leguruki, wo keine Bananen gedeihen).

Insgesamt liegen Angaben über 103 Mahlzeiten vor. Davon enthielten in wechselnder Kombination:

      76 Mahlzeiten Mais
      50 Mahlzeiten Bohnen
      34 Mahlzeiten Kochbananen
      16 Mahlzeiten Milch, meist Sauermilch
      13 Mahlzeiten Fleisch
       5 Mahlzeiten Gemüse oder Kartoffeln
       4 Mahlzeiten Hirse
       1 Mahlzeit Reis

Das häufigste Gericht war Mais mit Bohnen (32mal), meist zusammen 1–2 Stunden gekocht. Als nächste kommen je 14mal vor Mais, Bohnen und Bananen, steifer Maisbrei mit Sauermilch. Bananen mit Fleisch fanden sich zehnmal, nur Bananen mit etwas Fett gekocht siebenmal, Mais und Bananen sechsmal. Hirse kam nur viermal wechselnd kombiniert als Brei vor, Mais und Fleisch dreimal, Mais mit Kartoffeln, Mais mit Wildgemüse, Bananen mit Kartoffeln je zweimal und nur Mais, nur Bohnen, Bohnen mit Bananen, Mais mit Bohnen und Wildgemüse, Mais mit Bohnen und Milch, Kartoffeln und Kohl, Reis und Milch je einmal.

Bei den häufigsten Gerichten, wie Mais mit Bohnen oder Bananen, betragen die Kochzeiten 1–2 Stunden. Das bewirkt einen, mit großer Wahrscheinlichkeit erheblichen, Verlust an B-Vitaminen und Vitamin C. Auch die Wildgemüse müssen, wie wir feststellten, 1–2 Stunden gekocht werden, bevor sie genießbar sind.

Obst wird nicht regelmäßig gegessen, die uns bekanntgewordenen Fälle beziehen sich auf das Plündern der von Missionaren gepflanzten Guavenbäume durch die Schuljugend. Die wild wachsenden von Europäern geschätzten Beeren werden anscheinend verschmäht. Eine wohlhabende und relativ europäisierte Familie aß regelmäßig reife Bananen.

Fett wird sehr sparsam verwendet. Im allgemeinen wird hochgereinigtes, billiges flüssiges Pflanzenfett (artificial ghee) gebraucht, nur sehr selten Butterschmalz oder Rinderfett.

Entsprechend dem fast völligen Fehlen von Marktprodukten und der deshalb geringeren Verfügbarkeit von Bargeld gab es bei den Mbulu-Familien weder Tee noch Zucker. Ihr Frühstück bestand fast immer wie Mittag- und Abendessen aus Brei.

Von 48 Mahlzeiten enthielten:

      42 Mahlzeiten Mais   (88%)
      18 Mahlzeiten Bohnen   (38%)
      14 Mahlzeiten Milch   (29%)
      13 Mahlzeiten Wildgemüse (27%)
       2 Mahlzeiten Weizen   (4%)

Maisbrei mit Wildgemüse kam 13mal vor (27%), dreimal wurde dazu Milch getrunken. Mais mit Bohnen fand sich 14mal (29%), davon viermal mit Milch. Einmal war (ausnahmsweise in der betreffenden Familie) Mais durch Weizen ersetzt. Maisbrei nur mit Milch fand sich sechsmal (12,5%), Mais allein zehnmal (21%). Nur aus Bohnen bestanden vier Mahlzeiten (8%), einmal wurden Weizenpfannkuchen gegessen (auch hier als Ausnahme bezeichnet). Von einem sehr alten und reichen Zauberer wurde angegeben, in Notzeiten würde auch Blut getrunken, vielleicht ein Überrest aus der Zeit, in der der Stamm ein Hirtenvolk war. Bei den Wambulu wurde dem Essen häufig Salz zugesetzt, das am Ufer des salzigen Manyara-Sees gesammelt wurde.

Bananen fehlen auf dem trockenen Hochplateau völlig. Die Wildgemüseportionen waren meist sehr klein; etwa eine halbe Tasse gekochtes Gemüse. Am häufigsten waren zwei Arten, eine als mnafu bezeichnet, wahrscheinlich solanum nigrum, und eine zweite, mcheche genannt, die wir bisher nicht bestimmen konnten. Die Wambulu aßen außerdem gern Blätter und Triebe der Kürbispflanzen, ein den Wameru unbekannter Gebrauch. Alle Gemüse werden sehr lange gekocht.

Tab. 2 Nährstoffgehalt in gekochtem Wildgemüse

100 g gekocht	kcal	Protein [g]	Ca [mg]	Carotin I. E.	Vitamin B_1 [mg]	Vitamin B_2 [mg]	Vitamin C [mg]
mnafu	89	4	100	8500	Spuren	0,03	9*
mcheche	104	7	440	9000	Spuren	0,18	27

* J. H. Henry und M. W. Grant [3] fanden in Osuga (= Solanum nigrum) vor dem Kochen 72,6 mg% Ascorbinsäure, nach dem Kochen 2,6 mg%. Arroyave et al. [4] fanden in ungekochtem zentralamerikanischem Solanum nigrum 184 mg% Ascorbinsäure.

Vitamingehalt von Hirsebier (Pombe)

Da gelegentlich, besonders von ärztlicher Seite, die Ansicht geäußert wird, das hausgemachte Bier aus gekeimter Hirse oder Mais sei unter Umständen eine wertvolle Vitaminquelle, haben wir eine Probe Hirsebier aus Sura analysiert. Das Getränk ist eine graue, trübe Flüssigkeit, in der die Getreidekeime schwimmen. Es schmeckt stark nach Hefe, säuerlich und ausgesprochen erfrischend. Über die wichtige Rolle des Bieres in der traditionellen Bantu-Gesellschaft, zum Beispiel als Vergütung für nachbarliche Hilfe beim Hausbau, bei der Ernte usw. hat Goodfellow [5] ausführlich berichtet. Wieweit es diese Bedeutung im Stammesleben der teilweise christianisierten und kooperativ wirtschaftenden Wameru noch beibehalten hat, entzieht sich meiner Kenntnis. Die Analysen ergaben:

Carotin	23	I.E./100 g
Thiamin	0,02	mg /100 g
Riboflavin	0,03	mg /100 g
Ascorbinsäure	4,5	mg /100 g

Sie zeigen, daß der Beitrag zur Vitaminversorgung, mit Ausnahme der Ascorbinsäure, unbedeutend ist. Man müßte regelmäßig mindestens einen Liter trinken, um sich Vitaminmengen zuzuführen, die ins Gewicht fallen.

Calorien

Der Vergleich der Calorienaufnahme mit den Bedarfszahlen zeigte, daß der errechnete Bedarf der Wameru im Mittel zu 86% gedeckt war (SD ± 32,4%), der der Wambulu zu 104% (SD ± 34,7%), der beider Gruppen zu 90% (SD ± 33,5%). Die in der Abb. 2 dargestellte Verteilung der Werte entspricht bei den Wameru nicht einer Normalverteilung, sondern erscheint leicht nach rechts verschoben. Der Gipfel liegt bei 86% Bedarfsdeckung. Bei einer so geringen Abweichung vom errechneten Bedarf möchten wir annehmen, daß der Gipfel den wirklichen Energiebedarf darstellt. Es ist bekannt, daß innerhalb gewisser Grenzen der Energieverbrauch sich der Energiezufuhr anpaßt. Andererseits ist die Energiezufuhr über den Appetit durch den Energieverbrauch (= Bedarf) geregelt, so daß bei ausreichender Verfügbarkeit von Nahrung der Calorienbedarf stets gedeckt wird, im Gegensatz zu den spezifischen Nährstoffen, wie Protein, Vitaminen und Mineralstoffen, für die eine Regelung der Zufuhr über den Appetit nicht bekannt ist.

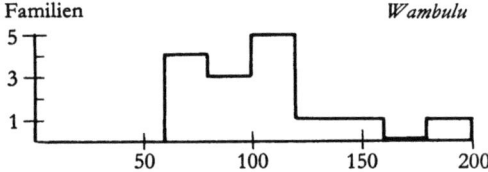

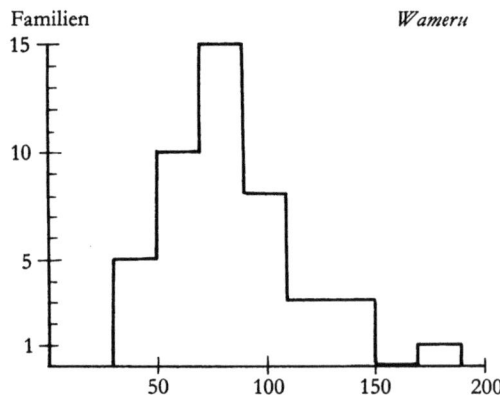

Abb. 2   Calorien: Deckung des Bedarfs in Prozent (RDA)

Auch bei dem Teil, der links vom Gipfel der Verteilungskurve liegt, kann man nicht ohne weiteres schließen, daß über längere Zeit gesehen die Energiezufuhr zu niedrig sei. Erfahrungsgemäß sind in Europa die Unterschiede in der Calorienaufnahme von einem Tag zum anderen sehr groß und können bis 2000 kcal betragen [6]. In unserem Fall spricht die Eintönigkeit der Mahlzeiten und der (wahrscheinliche) Mangel an unregelmäßigen Zwischenmahlzeiten allerdings gegen so große zufällige Schwankungen. Eine weitere Einengung einer durch die zufällig erfaßte Mahlzeit bedingten Abweichung ist dadurch gegeben, daß der Fleisch- und Fettverzehr nicht nur am Untersuchungstag, sondern pro Woche registriert wurde. Von allen anderen Nahrungsmitteln haben wir bei jeder Familie nur den Verbrauch eines Tages registriert, können also über Schwankungen von Tag zu Tag wenig aussagen. Die gefundene Streuung ($\pm$ 32%) entspricht in der Größenordnung durchaus Abweichungen, die durch unterschiedliche Aktivität auftreten können.

Wenn auch die Energiezufuhr sich dem Verbrauch in gewissen Grenzen anpaßt, so daß die Energiebilanz ausgeglichen ist, so ist doch die Möglichkeit nicht von der Hand zu weisen, daß bei einem Teil der Familien ein Mehr an verfügbaren Calorien auch eine Steigerung der Aktivität zur Folge haben würde. Der Energiebedarf ist nicht nur ein physiologischer Bedarf, sondern in hohem Maße von sozialen und ökonomischen Erfordernissen mitbestimmt. Der Ausgleich der Energiebilanz ist unter Umständen durch einen Verzicht auf notwendige soziale Funktionen oder auf höhere Produktion erkauft.

Bei den Wambulu ist die Zahl der untersuchten Familien so gering, daß eine eindeutige Verteilungskurve nicht zu erkennen ist. Doch liegen 12 von 15 Werten zwischen 60 und 120%.

Protein

Menge: Die Proteinversorgung erscheint bei Betrachtung der Mittelwerte zunächst gut:

                Wameru   122 $\pm$ 53% des errechneten Bedarfs
                Wambulu 128 $\pm$ 75% des errechneten Bedarfs
                Gesamt   124 $\pm$ 59% des errechneten Bedarfs

Die Streuung ist allerdings, auch im Vergleich zu der der Calorien, enorm[1]. An der Abb. 3 erkennt man, daß sich bei den Werten der Wameru eine Verteilungskurve andeutet, nicht aber bei den Wambulu. Die Zahl der Familien ist zu klein, um selbst bei den Wameru eine eindeutige Verteilungskurve zu erhalten, obwohl bei den Calorien mit derselben Familienzahl eine solche Kurve entstand. Wir vermuten, daß ein Grund dieses Unterschiedes die Re-

---

[1] Einzelnen extrem hohen Verbrauchszahlen, die zum Beispiel durch eine reine Bohnenmahlzeit entstehen können, sollte man daher keine wesentliche Bedeutung bei der Gesamtbeurteilung zuschreiben.

gelung der Calorienaufnahme durch den Appetit und das Fehlen einer Regelung für Protein ist. Auch in Deutschland ist bei Erhebungen des Verbrauchs von Familien die Streuung des Calorienverbrauchs erheblich geringer als die des Proteinverbrauchs [7].

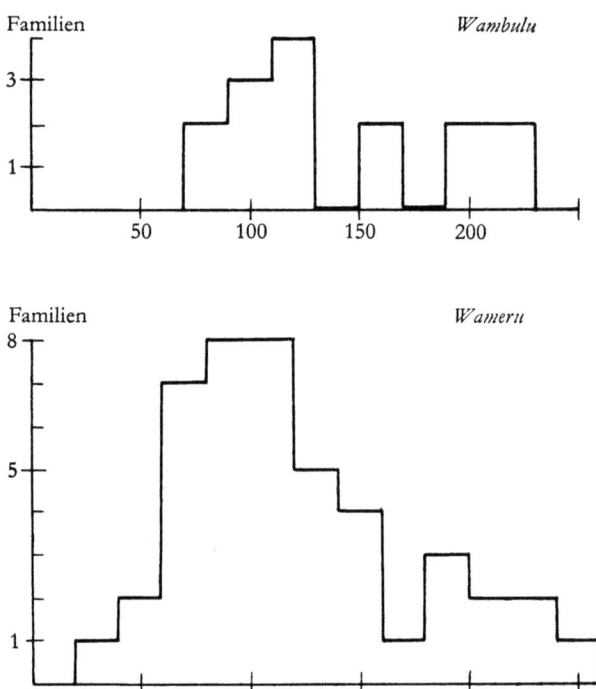

Abb. 3   Protein: Deckung des Bedarfs in Prozent (RDA)

Qualität: Bei den Wameru waren im Durchschnitt 74% des aufgenommenen Proteins pflanzlicher Herkunft, 26% waren tierisches Protein, hauptsächlich aus Fleisch. Damit wäre die Empfehlung noch nicht erfüllt, daß 40–50% des Proteinbedarfs aus tierischen Quellen gedeckt werden sollten [8]. Den Wambulu steht noch weniger tierisches Protein zur Verfügung: 10,5% der Zufuhr an Protein, fast ganz aus Milch. Den größten Anteil an Protein liefern Mais und Bohnen: Wameru 36 und 33%, Wambulu 64 und 25% (Abb. 4).
Die Qualität oder Wertigkeit eines Proteins oder Proteingemisches hängt ab von der darin enthaltenen Menge an essentiellen Aminosäuren und von dem quantitativen Verhältnis dieser acht Aminosäuren zueinander. Da die Wertigkeit außerdem von anderen Faktoren abhängt, deren Rolle noch nicht im einzelnen geklärt ist, zum Beispiel dem Gehalt an Nicht-Aminosäure-N und an nichtessentiellen Aminosäuren, sind gültige Aussagen über Proteinqualität bis heute außer im Experiment nicht zu machen. Um trotzdem eine dringend benötigte

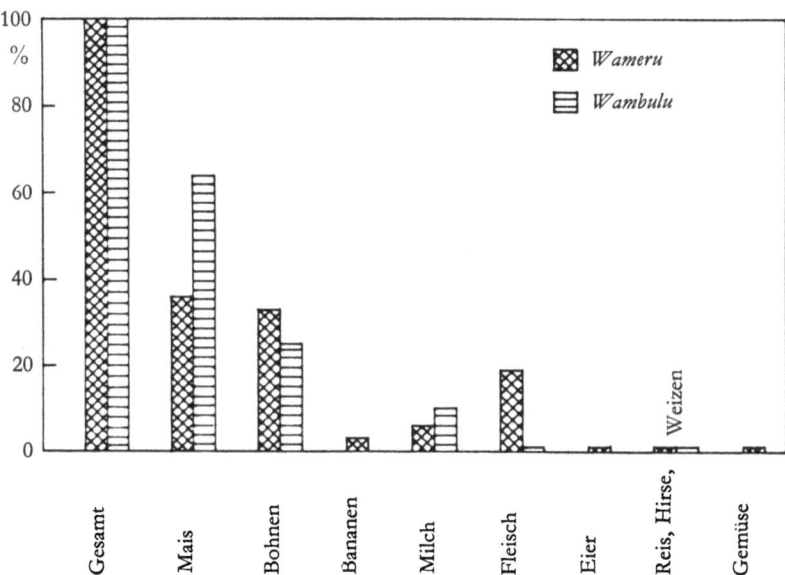

Abb. 4 Proteinverbrauch aus verschiedenen Nahrungsmitteln

Bewertung der Proteinernährung zu ermöglichen, wurde schon vor einigen Jahren von der Ernährungs- und Landwirtschaftsorganisation der Vereinten Nationen [9] aus vorliegenden experimentellen Daten ein Bezugsprotein aufgestellt, mit dessen Zusammensetzungsmuster an essentiellen Aminosäuren sich die Muster praktisch konsumierter Proteine oder Proteingemische vergleichen lassen. Einen solchen Vergleich haben wir mit den Durchschnittsproteingemischen unserer beiden Gruppen ausgeführt. Die von allen Familien jeder Gruppe verzehrten Proteinmengen wurden für jedes Nahrungsmittel addiert. Der Gehalt dieser Proteine an den acht essentiellen Aminosäuren wurde unter Verwendung von Tabellen errechnet [11, 29] und mit den Mengen an essentiellen Aminosäuren verglichen, die die Familien aufgenommen hätten, wenn sie anstatt der wirklichen Gemische von Proteinen eine entsprechende Menge des Bezugsproteins verzehrt hätten. So konnte man in Prozent des Bezugsproteins die Aufnahme an essentiellen Aminosäuren beurteilen (Tab. 3).

Der von allen essentiellen Aminosäuren niedrigste Prozentsatz wird vom Committee der FAO als sogenannter Protein Score zur Bewertung des Proteingemisches verwendet. In unserem Fall ist die begrenzende Aminosäure in beiden Gruppen Tryptophan. Der Protein Score, hier das Verhältnis von zugeführtem Tryptophan zu dem Tryptophangehalt des Bezugsproteins, beträgt für die Wameru-Familien 61, für die Wambulu-Gruppe 54. Der Grund hierfür ist darin zu suchen, daß die Hauptproteinlieferanten wenig Tryptophan enthalten - Mais 38, Bohnen 58 mg Tryptophan/g N - das Bezugsprotein dagegen 90 mg/g N empfiehlt. Fleisch, das den Wameru 19% ihres Proteins liefert, enthält gerade die verlangten 90 mg/g N. Eiprotein enthält relativ viel Tryptophan, aber Eier spielen bei unseren Gruppen eine untergeordnete Rolle als Nahrungsmittel und werden meistens abgelehnt.

Tab. 3 Essentielle Aminosäuren in der Nahrung von 46 Wameru- und 15 Wambulu-Familien in Prozent des FAO provisional pattern (Bezugsprotein)

	Wameru	Wambulu
Isoleucin	118,7	118,7
Leucin	204,6	239,2
Lysin	134,4	104,4
Phenylalanin	165,4	168,1
Tyrosin	160,7	190,0
S-haltige Aminosäuren	67,4	67,2
Methionin	74,4	75,1
Threonin	142,7	143,9
Tryptophan	60,9	54,0
Valin	128,1	130,0

Das FAO Committee on Protein Requirements legt bei der Beurteilung der Proteinernährung einen theoretischen Mindestbedarf von 0,35 g des FAO Bezugsproteins pro Kilogramm Körpergewicht zugrunde. Um Schwankungen der täglichen Aufnahme und individuellen Unterschieden gerecht zu werden, wird diese Zahl um 50% erhöht, das heißt, mit einem Sicherheitsfaktor 1,5 multipliziert. Um außerdem unterschiedlichen Proteinqualitäten Rechnung zu tragen, empfiehlt das Committee einen Umwandlungsfaktor $\frac{100}{\text{protein score}}$. Für die Wameru beträgt dieser Faktor 100/61 = 1,6 und für die Wambulu 100/54 = 1,9. Der mittlere Proteinbedarf der beiden Gruppen beträgt demnach $0,35 \cdot 1,5 \cdot 1,6 = 0,84$ bei den Wameru und $0,35 \cdot 1,5 \cdot 1,9 = 1,0$ g/kg bei den Wambulu.

Unsere Beurteilung der Protein-Bedarfsdeckung beruht auf den RDA, die für den Erwachsenen 1,0 g/kg betragen. Berechnet man die Bedarfsdeckung nach dem FAO-Vorschlag, so ergibt sich eine geringfügige Korrektur unserer Zahlen: für die Wameru verbessert sich die prozentuale Deckung des Proteinbedarfs um den Faktor 1,19, für die Wambulu um den Faktor 1,0025. Die Gesamtbeurteilung bleibt davon unbeeinflußt.

Protein und Calorien

Der Proteinbedarf ist von der Deckung des Calorienbedarfs abhängig. Ist die Calorienversorgung ungenügend, so wird Protein für den Energiestoffwechsel herangezogen. Eine gerade ausreichende Proteinversorgung wird dann ungenügend. Es muß also bei Beurteilung der Proteinversorgung einer Bevölkerungsgruppe die Calorienzufuhr berücksichtigt werden. Prüft man bei unseren beiden Gruppen das Verhältnis von Proteinbedarfsdeckung zu Calorienbedarfsdeckung, so erkennt man (Abb. 5), daß eine Beziehung zwischen den beiden Größen besteht. Der Korrelationskoeffizient beträgt 0,78. Fast alle Fälle mit zu wenig Protein haben auch zu wenig Calorien. Eine Regressionsgerade durch die Punkteschar würde etwas oberhalb und etwas steiler als die Gerade verlaufen, die den Nullpunkt mit der Kreuzung der 100-%-Linien verbindet. Unterhalb dieser Diagonalen liegen alle Fälle, in deren Diät das Verhältnis von Protein zu Calorien unzureichend ist. Bei den Fällen oberhalb der Diagonalen ist die Proteinzufuhr gesichert, wenn der Calorienbedarf gedeckt wird. Das ist jedoch bei zahlreichen Familien nicht der Fall. Es ist möglich, daß in der hierarchischen Ordnung der Bantu-Familien der Bedarf von Kindern und Jugendlichen an hochwertiger Nahrung von den Eltern für geringer gehalten wird, als den Empfehlungen der Ernährungsphysiologie entspricht.

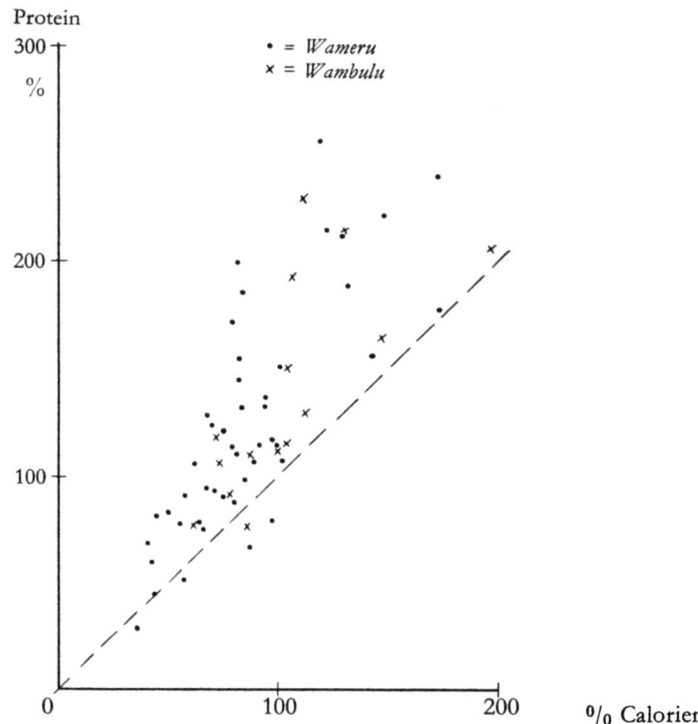

Abb. 5 Beziehung zwischen Proteinbedarfsdeckung und Calorienbedarfsdeckung in Prozent des Bedarfs (RDA)

Würde man die Richtigkeit der Berechnung des Proteinbedarfs unter Verwendung des Protein Score anerkennen, so würde die Diät der befragten Familien kaum einer Verbesserung der Proteinqualität bedürfen. Abgesehen von den bei der Berechnungsmethode notwendigen Vorbehalten wäre sie jedoch schon deshalb zu wünschen, weil bei Proteinen mit niedrigem Protein Score (unter 60) das FAO Committee selbst die oben angewandte Korrektur nur mit Vorbehalt empfiehlt.

Vitamin A

Die vom National Research Council empfohlene Aufnahme beträgt 5000 I. E. (Internationale Einheiten). Die Zahl enthält eine große Sicherheitsspanne. Versuche an Menschen mit reinem Vitamin A haben gezeigt, daß 1300 I. E. präformiertes Vitamin A täglich Mangelerscheinungen beheben können. Diese Dosis müßte demnach als ausreichend angesehen werden. Die hohe Empfehlung berücksichtigt, daß meistens ein großer Teil der Zufuhr aus Carotin besteht, das nur teilweise resorbiert wird.

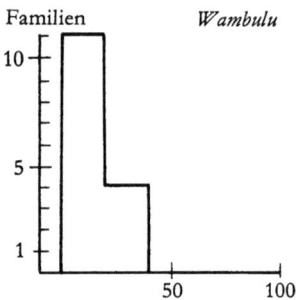

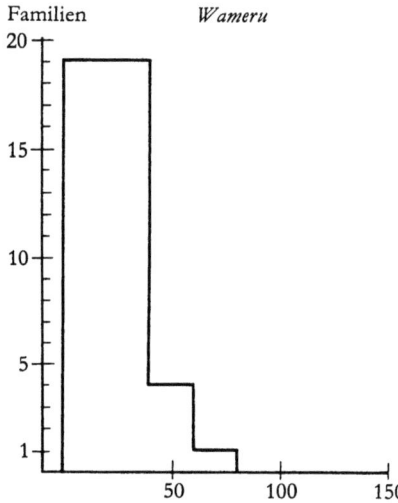

Abb. 6   Vitamin A: Deckung des Bedarfs in Prozent (RDA)

Die Resorption von Carotin ist eingehend untersucht worden, und es hat sich gezeigt, daß sie großen Schwankungen unterworfen ist. Der Grad der Resorption hängt wahrscheinlich vom Fettgehalt der Nahrung ab; in öliger Lösung wurde im Experiment mehr Carotin resorbiert als aus homogenisiertem Gemüse.

Jedoch zeigte sich andererseits [10], daß bei geringer Dosierung die Resorption von Carotin aus getrockneten Blättern sich der Höhe der Resorption von Carotin aus öliger Lösung nähert. Der Verlust durch nur partielle Resorption kommt in der Internationalen Einheit für Provitamin A zum Ausdruck: einer I. E. entsprechen 0,3 µg Vitamin A, aber 0,6 µg β-Carotin in öliger Lösung, obwohl β-Carotin bei der Spaltung die gleiche Gewichtsmenge Vitamin A liefert.

Die berechnete Zufuhr unserer Gruppen lag in allen Familien weit unter der empfohlenen Aufnahme (Abb. 6). Bei den Wameru stammten im Mittel rund 10% der Gesamtaufnahme aus tierischen Produkten, das übrige war Carotin, hauptsächlich aus Bananen, dessen Resorption durch den geringen Fettgehalt der Nahrung erschwert ist. Die Familien in Leguruki, wo es keine Bananen gibt, bezogen Vitamin A fast nur aus saurer Milch. Bei den untersuchten Wambulu stammt alles registrierte Vitamin A aus Milch. Bei der Mehrzahl werden hier 10% des Bedarfs nicht erreicht.

Bei so mangelhafter Deckung des Bedarfs sollte man Mangelsymptome erwarten dürfen. Aber klinische Symptome wie Augen- oder Hautschäden fehlen nach den Erfahrungen der Krankenhäuser und der Dispensaries in den Bevölkerungen der Wameru und der Wambulu.

Es wäre denkbar, daß aus Zeiten hoher Aufnahme, besonders aus tierischen Produkten noch genügend Körperreserven an Vitamin A vorhanden sind. Selbst bei Vitamin-A-freier Ernährung dauerte es im Experiment bis zu zwei Jahren, bevor deutliche Mangelsymptome auftraten. Bei den Wameru und Wambulu wurde uns aber nichts bekannt, was auf Perioden sehr hoher Aufnahme und die Bildung größerer Vitamin-A-Depots schließen ließe.

Eine Quelle für Carotin ist jedoch in unserer Berechnung nicht enthalten: die Wildgemüse. Von den Wameru wurden hauptsächlich »mnafu« und »mcheche« gegessen, von den Wambulu außerdem Kürbisblätter. Genaue Angaben über den Konsum von Wildgemüse ließen sich nicht beschaffen. Die Mengen schienen stark zu wechseln und waren wohl davon abhängig, was sich ohne langwieriges Suchen in der Umgebung einsammeln ließ. Die uns vorgewiesenen Mengen an mnafu und mcheche dürften etwa um 50–100 Gramm gelegen haben (in gekochtem Zustand etwa eine halbe Tasse voll). Unsere Analysen an gekochtem Wildgemüse ergaben pro 100 g

        mnafu   8500 I. E. Carotin
        mcheche 9000 I. E. Carotin

Auch die bei den Wambulu beliebten Kürbisblätter sollen erhebliche Mengen Carotin enthalten [11].

Würden pro Person 50 g/Tag gegessen, so wäre möglicherweise die Versorgung mit Vitamin A ausreichend. Die Resorptionsverhältnisse sind, wie oben erwähnt, bei geringerer Versorgung wesentlich besser und nähern sich 50%. Mit etwa 2000 I. E. je Tag wären also Mangelsymptome kaum zu erwarten. Weiter ist zu berücksichtigen, daß unsere Befragungen und Beobachtungen in der Trockenzeit stattfanden, in der allerdings ausnahmsweise große Niederschläge fielen. In der Regenzeit ist möglicherweise der Verbrauch von Wildgemüse höher.

Unsere Analysen in gekochten ganzen Mahlzeiten bestätigen – allgemein – dieses Ergebnis: Drei Mahlzeiten mit Wildgemüse enthielten im Mittel 11 650 I. E. Carotin/1000 kcal, zehn Mahlzeiten mit Bananen als Hauptbestandteil enthielten im Mittel 2506 I. E. Carotin/1000 kcal, 32 weitere Mahlzeiten enthielten im Mittel 252 I. E. Carotin je 1000 kcal.
Präformiertes Vitamin A wurde in den Mahlzeiten nicht gefunden. Es ist deutlich zu erkennen, daß nur Bananen und Wildgemüse Carotin in wesentlichen Mengen beisteuern. Der Durchschnitt aller 45 Mahlzeiten betrug 1512 I. E. Carotin je 1000 kcal. 51% des Carotin waren in den drei Mahlzeiten mit Wildgemüse enthalten, weitere 37% in den zehn Bananengerichten, so daß in den 45 Mahlzeiten 88% des Carotins von 13 Mahlzeiten (29%) geliefert wurden.
Ist die Versorgung mit Vitamin A bzw. Carotin ausreichend, um offenbare Mangelerscheinungen größeren Ausmaßes zu verhindern, so zeigen die Schätzungen doch, daß die Versorgung kritisch ist. Unvorhergesehene Ereignisse klimatischer, wirtschaftlicher oder sozialer Art könnten die spärlichen Vitaminquellen versiegen lassen. Man muß dann mit gehäuftem Auftreten von Vitamin-A-Mangelkrankheiten rechnen, wie sie in anderen afrikanischen Ländern mit ähnlicher Ernährungsweise gefunden werden [12].

Thiamin

Der Thiaminbedarf erscheint bei den meisten Familien gedeckt; bei 15 Familien liegt die Aufnahme unter 100% des Bedarfs, davon bei acht Familien unter 80%. Fast alle diese Familien haben auch nach ihren Angaben eine zu niedrige Calorienaufnahme, bei keiner beträgt die Aufnahme mehr als 100% des Bedarfs. Tatsächlich ist die Korrelation von Thiamin- und Calorienbedarfsdeckung recht eng ($r = 0,83$). Mit der Calorienaufnahme steigt die Thiaminzufuhr steil an, da die Hauptenergielieferanten, Mais und Bohnen, relativ viel Thiamin enthalten. Die Empfehlung des National Research Council entspricht 0,5 mg Thiamin pro 1000 kcal. Dieses Verhältnis wird nur von vier Familien nicht erreicht, weitaus die meisten liegen erheblich darüber. Unter dem Minimalbedarf von 0,2 bis 0,3 mg/1000 kcal, also im Bereich der Mangelsymptome, liegt keine Familie.
Auch wenn man den Thiaminbedarf nicht auf die Aufnahme, sondern auf den Bedarf an Calorien bezieht, liegen nur vereinzelt Familien unter dem Minimalbedarf. Wenn also die Empfehlungen des National Research Council auch nicht immer erreicht werden, so zeigt sich doch klar, daß die Nahrung relativ nicht Thiamin-arm ist. Bei ausreichendem Nahrungsangebot wird der Bedarf an Thiamin mit der jetzigen Zusammensetzung der Nahrung gedeckt.
Die Verluste, die durch das Kochen entstehen, sind bei dieser Berechnung nicht berücksichtigt. Von der Deutschen Gesellschaft für Ernährung [13] werden sie für die deutsche Küche auf rund 10% geschätzt. Bei den langen Kochzeiten der Eingeborenenspeisen ist zu vermuten, daß Kochverluste erheblich höher sind. Im Max-Planck-Institut für Ernährungsphysiologie wurden 29 Wameru-Mahl-

zeiten auf ihren Thiamingehalt untersucht. Leider war aus technischen Gründen nur eine halbquantitative Bestimmung möglich. Bezieht man die Resultate dieser Analysen auf den Caloriengehalt der Proben, so zeigt sich, daß die Werte fast alle um oder über 0,5 mg Thiamin je 1000 kcal liegen. Die Verluste sind demnach nicht so groß, daß eine Gefährdung der Thiaminversorgung zu befürchten wäre.

Riboflavin

Die Empfehlung des National Research Council wird bei Wameru wie bei Wambulu im Mittel zu 90% erreicht. Unter 50% der Empfehlung liegen nur wenige Familien (Abb. 7). Erfahrung hat gezeigt, daß Riboflavinmangel erst bei Aufnahmen klinisch manifest wird, die weniger als 50% der Empfehlung betragen. Bei den untersuchten Gruppen wurden Mangelsymptome weder während der Befragung beobachtet noch aus den örtlichen Hospitälern berichtet.
Von den Hauptnahrungsmitteln tragen Bohnen am meisten zur Riboflavinversorgung bei. Entsprechend war die (berechnete) Riboflavinzufuhr am geringsten bei den Diäten, die keine oder wenig Bohnen enthielten.
Auch der unreife frische Mais enthielt beträchtliche Mengen Riboflavin. Frischer Mais steht jedoch nur vor der Maisernte für kurze Zeit zur Verfügung, spielt also als regelmäßige Riboflavinquelle keine große Rolle. Unsere Analyse ergab in 100 g 0,11 mg Riboflavin.
Die in der Berechnung nicht enthaltenen Wildgemüse werden in zu kleinen Mengen verzehrt, als daß ihr Riboflavingehalt einen wesentlichen Beitrag zur Versorgung liefern könnte. Die untersuchte Probe »mcheche« enthält nur 0,1 bis 0,2 mg% Riboflavin.
Berücksichtigt man, daß ein Teil des Riboflavin beim Kochen zerstört wird, so erscheint die Versorgung doch kritisch. Die (halbquantitative) Analyse der gekochten Nahrungsproben aus Nkoaranga ergab in 26 Mahlzeiten bei breiter Streuung als Mittel 0,5 mg Riboflavin pro 1000 kcal. Aus den Daten der Befragungen läßt sich ein Mittel von 0,8 mg pro 1000 kcal berechnen (Korrelationskoeffizient = 0,64). Die Differenz ist mindestens teilweise auf Verluste beim stundenlangen Kochen zurückzuführen; die Kochverluste sind wahrscheinlich beträchtlich. Vergleicht man die 0,5 mg/1000 kcal mit der zu diesem Zweck umgerechneten recommended daily allowance für Riboflavin, die bei unseren Familien im Mittel 0,7 mg/1000 kcal beträgt, so liegt die Riboflavinversorgung wesentlich niedriger als bei Berechnungen aus den Gehalten roher Nahrungsmittel. Die Umrechnung auf Riboflavin pro 1000 Calorien erlaubt die Aussage, daß hinsichtlich des Riboflavin Mängel in der Nahrungszusammensetzung bestehen, so daß selbst bei genügender Verfügbarkeit der Nahrungsmittel und Aufnahme ausreichender Calorien kaum der Empfehlung Genüge geschehen kann.

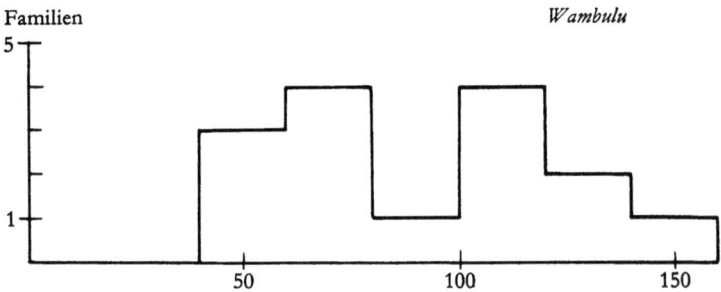

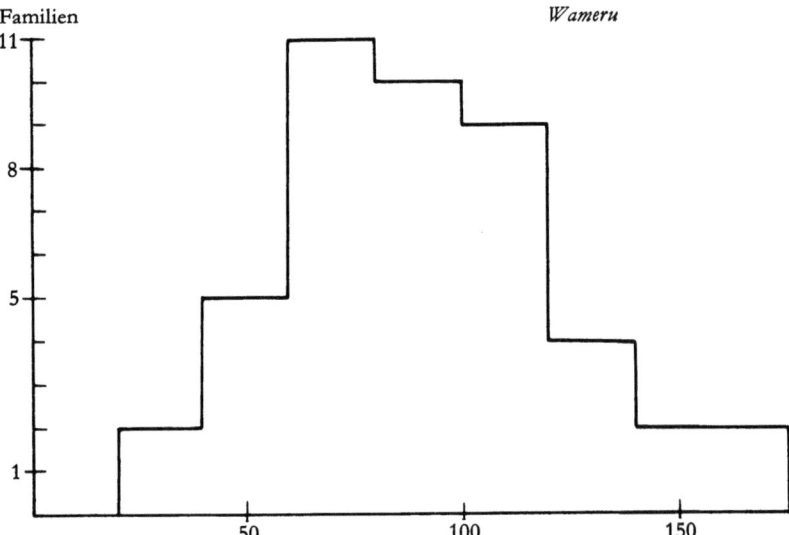

Abb. 7   Riboflavin: Deckung des Bedarfs in Prozent (RDA)

Vitamin C

Die Mehrzahl der Familien erhält weniger Vitamin C als den Empfehlungen entspricht. Der Mittelwert beträgt bei den Wameru 57% der Empfehlung, bei den Wambulu 11%. In allen Fällen, in denen die empfohlenen Mengen überschritten wurden, waren Bananen und/oder Kartoffeln die Hauptquellen. Standen Bananen nicht zur Verfügung, wie bei einem Teil der untersuchten Wameru-Familien und den Wambulu, so hing die Versorgung mit Ascorbinsäure im wesentlichen ab vom Verzehr von Bohnen, deren geringer Vitamin-C-Gehalt (5 mg% nach [28]) zur Deckung des Bedarfs allein nicht ausreicht. Die Fälle von weniger als 20% Bedarfsdeckung sind ohne Ausnahme auf das Fehlen von Bananen oder Bohnen in der Mahlzeit zurückzuführen.

Wie bei den B-Vitaminen, so liegt auch bei Vitamin C die empfohlene Aufnahme über der Mindestmenge, die klinische Mangelsymptome verhindert. Diese beträgt nach Ansicht des Food and Nutrition Board (RDA) ein Drittel bis ein Siebtel der Empfehlung. Dementsprechend wurde uns von gehäuften Skorbutsymptomen nichts bekannt. Aus anderen tropischen Ländern wurden allerdings Mangelsymptome bei durchschnittlicher Zufuhr von etwa einem Drittel der Empfehlung berichtet [14].

Die Analysen in Nahrungsproben brachten sehr unterschiedliche Ergebnisse. Große Schwankungen sind an sich bei Ascorbinsäure nicht verwunderlich, da ihre Empfindlichkeit gegen Kochen bekannt ist und die Zubereitung sicher von Familie zu Familie verschieden ist. Bei tropischen Nahrungsmitteln werden Kochverluste von 2 bis 86% an Ascorbinsäure berichtet [15]. Erstaunlich war jedoch der Befund, daß die Analysen im Durchschnitt mehr Ascorbinsäure ergaben als die Berechnungen. Bezogen auf 1000 kcal beträgt die Empfehlung 30 mg Vitamin C, die Berechnung ergab für die Familien, von denen Proben analysiert wurden (ohne den höchsten Wert von 237 mg), 23 mg je 1000 kcal, die Analysen jedoch im Mittel 36 mg/1000 kcal. Da die Bestimmungsmethode sehr sicher ist und in Routine ausgeführt wird, scheint hier der Schluß erlaubt, daß die Zahlen der Nahrungsmitteltabellen für die Nahrungsmittel von Nord-Tanganyika nicht zutreffen. Eine Richtigstellung würde systematische Analysen an Ort und Stelle verlangen, wie sie zum Beispiel für einige Nigerische Gemüse und Früchte vorliegen [16].

Die Proben der Wildgemüse mnafu und mcheche enthielten nach unseren Analysen 9 und 27 mg Ascorbinsäure in 100 g gekochter Substanz (ohne Kochwasser). Da sie meist zu den Mahlzeiten gegessen werden, die keine anderen Vitamin-C-Quellen enthalten, spielt ihr Beitrag zur Vitamin-C-Versorgung wahrscheinlich eine nicht unwesentliche Rolle, vor allem bei den Wambulu.

Niacin

Niacin, dessen Fehlen zu Pellagra führt, der typischen Vitaminmangelkrankheit maisessender Bevölkerungen, ist in unserem Falle von besonderer Bedeutung, da Mais eines der Grundnahrungsmittel ist.

Im Mais läßt sich mit chemischen Methoden eine beträchtliche Menge Niacin feststellen. Trotzdem treten bei ausschließlicher Fütterung mit Mais bei Versuchstieren Niacinmangelsymptome auf. Es hat sich gezeigt, daß Niacin im Mais in einer für den Organismus nicht verwertbaren Form vorliegt [17]. Ein weiterer Nachteil ist der geringe Gehalt des Mais-Proteins an Tryptophan.

Säugetiere können einen Mangel an Niacin teilweise dadurch ausgleichen, daß sie aus Tryptophan in geringem Umfang Niacin bilden. Die RDA berücksichtigen dies, indem der Niacinbedarf als Niacinäquivalent angegeben wird. Das Niacinäquivalent der Nahrung setzt sich zusammen aus dem verwertbaren präformierten Niacin und einem Teil des Nahrungstryptophans. Dieser Teil des aufgenommenen Tryptophans beträgt etwa ein Sechzigstel der Tryptophanaufnahme [18]. Dementsprechend haben wir für alle Familien die Aufnahme an präformiertem Niacin (außer Mais-Niacin) plus ein Sechzigstel der Tryptophanaufnahme aufgeführt und mit der empfohlenen Aufnahme verglichen. Es zeigt sich, daß in der Mehrzahl der Fälle der Niacinbedarf gedeckt ist, wenn man berücksichtigt, daß die empfohlene Aufnahme 50% über der als eigentlicher Bedarf angesehenen Menge liegt (19,1). Kochverluste sind in Bohnen gering [20], für Mais und andere Nahrungsmittel lagen uns keine Angaben über Kochverluste vor.

Tatsächlich wurden Symptome von Pellagra weder von uns beobachtet noch aus den verschiedenen besuchten Hospitälern und Dispensaries berichtet.

Trennt man die Daten der Wambulu von denen der Wameru, so ergibt sich ein günstigeres Bild für die Wameru. Die Wambulu-Ernährung ist weitaus eintöniger und bestand in einer Reihe von Familien nur aus Mais mit etwas Milch oder Bohnen.

Calcium

Den größten Teil des Nahrungscalciums liefern den untersuchten Gruppen die Bohnen, deren Calcium-Gehalt dem der Milch nahekommt. Milch spielt bei den Wambulu als Calciumlieferant ebenfalls eine gewisse Rolle. Wie die *Verteilungskurve* (Abb. 8) deutlich macht, wird die empfohlene Aufnahme fast nie erreicht. Bei den Wameru betrug bei der großen Mehrzahl der Familien die Calciumaufnahme zwischen 10 und 60% der Empfehlung, und auch bei den Wambulu-Familien ist sie sehr niedrig, obwohl hier wegen der großen Streuung und der kleinen Zahl der Familien die Aussage ungenauer ist.

Die Empfehlung des Food und Nutrition Board für die Calciumaufnahme von 0,8 g erhebt keinen Anspruch auf allgemeine Gültigkeit. Während das wachsende Skelett für den Aufbau von Knochensubstanz eine bestimmte Menge Calcium braucht – die absolute Menge an Calcium im Körper steigt während der Wachstumszeit bis auf 1000–1400 g [21], was in 20 Jahren einer durchschnittlichen täglichen Retention von 0,14 bis 0,2 g entspricht – ist beim Erwachsenen der durch laufende Ausscheidung geringer Mengen bedingte Bedarf in weiten Grenzen anpassungsfähig an chronisch niedrige Zufuhr von Calcium. So konnte noch bei Aufnahmen von 0,3 bis 0,35 g Calcium eine ausgeglichene Bilanz von Zufuhr und Ausscheidung aufrechterhalten werden [22, 23]. In neuerer Zeit hat HEGSTED [24] bei peruanischen Gefängnisinsassen, deren Kost sehr arm an Calcium war, noch bei Aufnahmen von 0,1 bis 0,2 g Bilanzausgleich gefunden. Diese Befunde bestätigen sich in Laboratoriumsversuchen im allgemeinen nicht. Hier mag die Zeitspanne, während der wenig Calcium zugeführt wird, von Bedeutung sein. Man wird annehmen müssen, daß in Gegenden, in denen calciumarme Kostformen vorherrschen, die Anpassung schon in der Jugend beginnt. Organische Schäden durch chronisch niedrige Calciumzufuhr oder eine Calciummangelkrankheit sind jedenfalls beim erwachsenen Menschen nicht erwiesen [21].

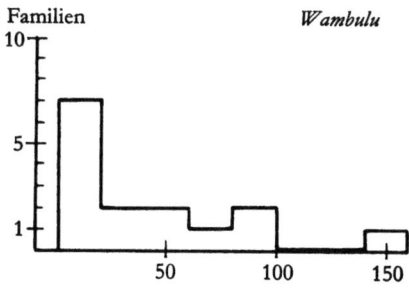

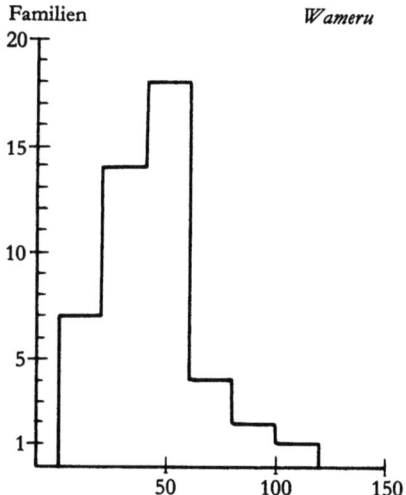

Abb. 8 Calcium: Deckung des Bedarfs in Prozent (RDA)

Es ist aus den angeführten Gründen unmöglich zu entscheiden, ob bei den Wameru- und den Wambulu-Familien der Calcium-»Bedarf« gedeckt ist. Im Vergleich zu mitteleuropäischen Werten [25] ist die Aufnahme sehr gering.

Diskussion

Geht man bei der Beurteilung der Versorgung mit den verschiedenen Nährstoffen von den Mittelwerten für die beiden untersuchten Gruppen aus, so erscheint das Gesamtbild relativ günstig. Bei Calorien- und Proteinversorgung ergibt sich kein größerer Mangel, ebenso bei Thiamin. Die Versorgung mit Riboflavin erregt dagegen Besorgnis, wenn man die niedrigen Werte der Analysen bei der Beurteilung berücksichtigt. Niacin, Vitamin C und Calcium sind – im Mittel – zwar nicht reichlich vorhanden, aber nicht so knapp, daß in größerem Ausmaß Mangelsymptome erwartet werden müßten. Nur die Versorgung mit Vitamin A erscheint kritisch.

Das Fehlen von Mangelkrankheiten scheint dieses Ergebnis zu bestätigen. Jedoch sind gegen die obige Interpretation zwei Einwände zu machen. Erstens wird auf das Fehlen von Mangelkrankheiten nur aus den negativen Berichten der verschiedenen Hospitäler und Dispensaries geschlossen. Abgesehen von der Schwierigkeit, die meist unspezifischen leichten Symptome eindeutig auf Nährstoffmangel zurückzuführen, sind die dort tätigen Ärzte, medical assistants (und Krankenpfleger) bei dem großen Andrang, der dauernden Überlastung und den oft primitiven Verhältnissen nicht in der Lage, eingehend routinemäßig nach Mangelsymptomen zu forschen, die in der Gesamtheit der Morbidität in diesem Gebiet nur eine verhältnismäßig geringe Rolle spielen. Dem Autor selbst erlaubten weder Zeit noch Umstände, solche Untersuchungen im Rahmen dieses Forschungsauftrages durchzuführen.

Der zweite Einwand betrifft die Verwendung von Mittelwerten. Wie die Abbildungen der Verteilungen zeigen, bestehen bei fast allen betrachteten Nährstoffen erhebliche Schwankungen nach oben und nach unten. Dies wiegt um so schwerer, als die Mittelwerte selbst fast immer *unter* den Empfehlungen liegen, die eine gewisse Streuung berücksichtigen. Zum Teil kann man wohl mit einem Ausgleich rechnen, weil, mindestens bei den Wameru, die Menus eine gewisse Abwechslung zeigen. Bei den Wambulu-Familien ist dies aber in weit geringerem Maße der Fall. Hinzu kommt, daß das Ergebnis im Einzelfall schon einen Mittelwert aus dem Verbrauch der Familienmitglieder darstellt. Die Annahme ist sicher nicht voll gerechtfertigt, daß die Anteile der Familienmitglieder an der Mahlzeit proportional den Empfehlungen des Food and Nutrition Board sind. Vielmehr muß man damit rechnen, daß das Haupt der patriarchalischen Familie bei der Verteilung besser abschneidet als Kinder und Frauen. Die Ansichten über Kinderernährung sind bei den Bantu kaum richtiger als bei der Mehrzahl der Bewohner Europas vor 50 Jahren.

Die in den ostafrikanischen Gebieten zur Verfügung stehenden Nahrungsmittel wurden von GALE [26] pro Kopf der afrikanischen Bevölkerung umgerechnet und einem aus der Altersschichtung in Ostafrika berechneten Bedarf an Calorien, Protein und Fett gegenübergestellt:

Tab. 4

	Calorien [kcal]	Gesamt-Protein [g]	Tierisches Protein [g]	Fett [g]
Durchschnittlicher Pro-Kopf-Bedarf in Ostafrika (GALE)	2510	67,0	14,5	25,0
Verfügbar in Tanganyika 1957 (GALE)	2557	71,6	8,3	30,4
Wameru, Verbrauch pro Kopf	2114	66,1	17,0	(24,5)
Wambulu, Verbrauch pro Kopf	2232	85,7	9,7	

Im Vergleich mit seinen Zahlen schneiden unsere befragten Wameru (272 Personen) und Wambulu (97 Personen) im Mittel nicht zu schlecht ab. Die Calorienzufuhr ist zwar um einiges niedriger als der von GALE berechnete Bedarf, aber der Proteinverbrauch erreicht GALE's Bedarf, bei den Wambulu überschreitet er ihn sogar. Auch der Anteil an tierischem Protein ist hoch, jedenfalls höher als die Verfügbarkeit je Kopf von 8,3 g erwarten ließe. Für Fett haben wir nur bei den Wameru eine Zahl aus den Nahrungsanalysen einsetzen können. Sie erreicht genau die von GALE gewünschte Höhe. GALE hält die aus der Produktion gewonnenen Werte über verfügbare Nährstoffe in Tanganyika für gefährlich niedrig, da er einen durchschnittlichen Verlust von 20% durch schlechte Lagerung und anderes für wahrscheinlich hält. Wenn er trotzdem zu dem Schluß kommt, daß die wahre Schwierigkeit in der richtigen Verteilung liegt, so können wir uns dem mit unserer bei den Wameru und den Wambulu gewonnenen Meinung anschließen.

Die Ernährung ist nicht nur weit davon entfernt, vollwertig oder optimal genannt werden zu können, sondern man muß befürchten, daß selbst geringe Verschlechterungen zum gehäuften Auftreten von Mangelkrankheiten führen werden. Besonders bei den wirtschaftlich weiter entwickelten Wameru zeigt sich eine Tendenz zur Änderung der Konsumgewohnheiten. So neigen Lohnempfänger und Ladenbesitzer dazu, Reis und Weißbrot zu essen und auf Wildgemüse, die einen so wichtigen Beitrag zur Vitamin- und Calciumversorgung leisten, zu verzichten. Die Aufwärtsentwicklung der Marktproduktion und die damit verbundene größere Verfügbarkeit von Bargeld bilden, so erfreulich sie für die Hebung des Lebensstandards sind, auch eine gewisse Gefahr, da zu fürchten ist, daß die zu erwartende Änderung der Konsumgewohnheiten nicht zu einer Besserung der prekären Nährstoffversorgung führen wird. Wenn unter den Bedingungen des traditionellen Stammeslebens ein gewisses Gleichgewicht der Ernährung bestanden haben sollte, was ich bezweifeln möchte, so erfordert die augenblickliche Übergangszeit von der geldlosen Wirtschaft des Selbstversorgers zur Marktwirtschaft dringend ein rationales Regulativ in Form von Ernährungserziehung. Die Regierung von Tanganyika ist dabei, im Rahmen des von der britischen Mandatsverwaltung begonnenen Ausbaus der ärztlichen Versorgung auch eine Ernährungsaufklärung weiter auszudehnen. Eine Voraussetzung dazu ist die Kenntnis der Ernährungsgewohnheiten der einzelnen Stämme und der Engpässe und Gefahrenpunkte bei den verschiedenen Nährstoffen.

Während in modernen Industrieländern das reiche Angebot der verschiedensten Nahrungsmittel eine einseitige Ernährung weitgehend verhindert, ist bei den Ackerbauern am Meru und im Mbululand die Auswahl sehr begrenzt. Nur Mais, Bananen, Bohnen, Milch und Fleisch werden in größeren Mengen verzehrt.

Tab. 5 Pro-Kopf-Verbrauch an Nahrungsmitteln in Gramm je Tag

Nahrungsmittel	Wameru	Wambulu
Mais und Maismehl	240	550
Bohnen	90	88
Bananen	200	–
Milch	134	280
Fleisch	70	2,5
Eier	1,4	–
Hirse	11	–
Kartoffeln	10	–
Reis	1,3	–
Kohl	18	–
Weizenmehl	0,5	7

Man sollte meinen, eine größere Abwechslung und die Verwendung einer größeren Zahl verschiedener Nahrungsmittel würde zu einer merklichen Verbesserung der Versorgung führen. Daß dies nicht ohne weiteres der Fall sein muß, wird deutlich am Beispiel eines theologischen Seminars am Meru, dessen Wochenspeiseplan (der im Laufe des Jahres nur wenig abgewandelt wird) mir von der College-Leitung freundlicherweise zur Verfügung gestellt wurde. Das College beköstigt 60 Studenten.

Tab. 6 Makumira Theological College
Tagesverbrauch pro Kopf, berechnet aus dem Wochenspeiseplan

Nahrungsmittel	[g]	Nahrungsmittel	[g]
Mais	45	Reis	162
Bohnen	45	Milch	194
Bananen	71	Fleisch	32
Maismehl	32	Brot	43
Süßkartoffeln	143	Zucker	121
Öl	61	Karotten	76
		Kohl	76

Obwohl der Aufwand für die örtlichen Verhältnisse nicht gering ist, ist die Versorgung der Studenten mit Nährstoffen im großen ganzen nicht besser als im Mittel die der benachbarten Wameru-Familien.

Tab. 7

	Bedarf RDA	Verbrauch Makumira
kcal	3200	2580
Protein [g]	70	49,2
Calcium [g]	0,8	0,44
Eisen [mg]	10	13
Vitamin A [I. E.]	5000	10741
Thiamin [mg]	1,6	0,98
Riboflavin [mg]	1,8	0,98
Niacin [mg Äquiv.]	21	15
Vitamin C [mg]	75	80

Beim Vergleich mit den Recommended Dietary Allowances für 25jährige Männer einerseits und mit den Durchschnittswerten der befragten Wameru und Wambulu andererseits zeigt sich, daß nur bei Vitamin C, Vitamin A und in gewissem Grade bei Calcium die gemischte Kost des College mehr bietet als der übliche lokale Speiseplan (der hohe Vitamin-A-Gehalt der Makumira-Diät beruht fast nur auf den zur Zeit der Befragung zur Verfügung stehenden Karotten). Bei allen anderen Nährstoffen sind die befragten Familien *im Mittel* besser versorgt. Die Wertigkeit des Proteingemisches ist im College durch den geringen Gehalt an schwefelhaltigen Aminosäuren und Tryptophan bestimmt. Die Studenten haben allerdings den Vorteil, daß alle von ihnen die aufgeführten Nährstoffe wirklich verzehrten. Höchstens durch ungleichmäßige Portionsausgabe durch die Küche tritt eine gewisse Schwankung auf.

Tab. 8

	Makumira [%] RDA	Wameru [%] RDA	Wambulu [%] RDA
Calorien	81	86	104
Protein	70	122	128
Calcium	55	42	42
Eisen	130	257	306
Vitamin A	215	27	11
Thiamin	61	150	196
Riboflavin	54	92	92
Niacin	71	132	94
Ascorbinsäure	107	57	11

Das Beispiel zeigt, daß bei den herrschenden wirtschaftlichen Verhältnissen Abwechslung allein nicht immer genügt, um eine gleichmäßige und ausreichende Versorgung mit Nährstoffen zu sichern.

Da Symptome von Nährstoffmangel bei den betrachteten Gruppen offenbar außer in Einzelfällen nicht in Erscheinung treten, erhebt sich die Frage, ob eine Verbesserung der Ernährung überhaupt erforderlich ist. Ein öfter gehörtes Argument bei Unterhaltungen mit im Lande lebenden Europäern war der Schluß, daß die Abwesenheit von Mangelkrankheiten bedeute, die Ernährung, wie kümmerlich auch immer, sei ausreichend und die europäischen oder amerikanischen Bedarfszahlen seien für Afrikaner zu hoch. Dem ist entgegenzuhalten, daß experimenteller Nährstoffmangel, lange bevor es zu klinischen Manifestationen kommt, eine Verminderung der Resistenz gegen Krankheiten, Verringerung der Leistungsfähigkeit und psychische Alterationen hervorruft, die außerhalb des Experiments nur schwer erkennbar und noch schwerer auf einen Mangel in der Ernährung zurückzuführen sind. Wie oben ausgeführt, befindet sich aber ein großer Teil der befragten Familien hinsichtlich einer Reihe von Nährstoffen in einer Situation, in der nicht nur mit einer verminderten körperlichen und geistigen Leistungsfähigkeit zu rechnen ist, sondern in der selbst geringe oder vorübergehende Beschränkungen Mangelsymptome manifest werden lassen können. Verbesserungen sind also ohne Zweifel erforderlich.

Es würde den Rahmen der vorliegenden Untersuchung sprengen, detaillierte Vorschläge zur Ergänzung oder Umstellung der Ernährung auszuarbeiten. Ich beschränke mich daher auf einige kurze Anmerkungen allgemeiner Art.

Abgesehen von den Calorien sind die wichtigsten Gefahrenpunkte die allgemein schlechte Versorgung mit Vitamin A, Vitamin C, Riboflavin und Calcium sowie der oft minimale Verbrauch von tierischem Protein.

Die Vitamin-A-Versorgung könnte verbessert werden durch größeren Konsum von Milch, durch Einführung des Verzehrs von Eiern und durch Verwendung von rotem Palmöl. Rotes Palmöl, das sehr carotinreich ist, wird auch von Regierungsseite [27] empfohlen, war aber in den besuchten Gegenden nirgendwo erhältlich. Ob der Verzehr von carotinreichen Wildgemüsen wesentlich gesteigert werden kann, ist nicht nur mit Hinblick auf die immer dichter werdende Besiedlung fraglich. Wildgemüse stehen außerdem nur in den niederschlagreichen Monaten zur Verfügung. Durch die angeführten Änderungen im Konsum würde gleichzeitig die Versorgung mit Calcium und Riboflavin verbessert. Vitamin C in größeren Mengen könnte wohl nur durch vermehrten Konsum von Gemüsen und Obst zugeführt werden, was zunächst Einführung des Gemüse- und Obstanbaus verlangt.

Vorschläge, wie die Ernährungssituation verbessert werden könnte, scheinen im Augenblick nur für die Wameru sinnvoll, die mehr und mehr Möglichkeiten finden, Nahrungsmittel zu erwerben und deren Lebensstandard und Einkommen bereits eine Aufwärtsentwicklung zeigen. Bei den von uns befragten Wambulu verbieten bis jetzt die wirtschaftlichen Verhältnisse jede größere Änderung der Lebens- und Ernährungsweise. Dagegen besteht bei den Wameru die Möglichkeit, auf verschiedenen Wegen Ernährungserziehung zu betreiben.

Die sich entwickelnden Zentren für »social development« können vor allem die Frauen beeinflussen. Auf diese Weise wäre es wahrscheinlich möglich, den Verbrauch von Eiern in der Bevölkerung zu steigern, vielleicht auch den Anbau von Gemüse für den Hausgebrauch zu einer regelmäßigen und geplanten Maßnahme werden zu lassen. – Über die landwirtschaftlichen Genossenschaften könnte erreicht werden, daß mehr Bohnen an Stelle von Mais gepflanzt und zu Hause gegessen werden. Verschiedene Bohnensorten unterscheiden sich nicht unwesentlich in ihrem Proteingehalt, dem Verhältnis der essentiellen Aminosäuren zueinander und im Gehalt an Vitaminen, besonders Niacin, aber auch Vitamin C [20, 28]. Nach Auswahl der günstigsten Sorten könnte die Verteilung von Saatgut durch die Kooperative vorgenommen werden. Die Pläne der Meru Cooperative Union, Ltd., auf freiwerdender Anbaufläche an der Ostseite des Meru eine Viehwirtschaft auf genossenschaftlicher Basis aufzubauen, lassen hoffen, daß durch die bessere Versorgungsmöglichkeit der Verbrauch an Milch und Fleisch bei den Wameru steigen wird.

Sicherlich das Wichtigste wird sein, bei den Menschen die Überzeugung zu wecken, daß diese Änderungen Verbesserungen sein werden und daß sie in ihrem Interesse liegen.

Allen geplanten Änderungen der Ernährungsgewohnheiten müßte eine soziologische und ökonomische Studie vorangehen. Nur so könnten wirksame Maßnahmen gefunden werden, die weder den wirtschaftlichen Möglichkeiten noch den verbliebenen Stammessitten zuwiderlaufen, die sich zur Zeit beide mehr oder weniger schnell zu ändern scheinen. Ohne Berücksichtigung dieser Faktoren ist eine erfolgreiche Ernährungserziehung nicht denkbar.

Es kann kaum einem Zweifel unterliegen, daß die vorliegende Untersuchung nicht in der Lage ist, ausreichende Auskunft über die Ernährungslage der Wameru und der Wambulu zu geben. Dazu hätte es eines erheblich größeren Aufwandes bedurft. Sie kann ihrem eigentlichen Sinn nach als Voruntersuchung oder »pilot study« jedoch zwei Arten von Informationen liefern: allgemeine Kenntnis der Ernährungsengpässe und Einsicht in die methodischen Erfordernisse weiterer Untersuchungen. Außer genaueren und wiederholten Erhebungen über den Nahrungsverbrauch von Familien, der experimentellen Bestimmung der Arbeitsbelastung und weiteren Analysen von Nahrungsmitteln scheint dem Autor die Untersuchung der augenblicklichen sozialen und wirtschaftlichen Struktur eines Stammes oder einer Gruppe unentbehrlich für die Ausarbeitung von Verbesserungsvorschlägen für die Ernährung. Wie eng Ernährungsmöglichkeiten und Ernährungsgewohnheiten mit der Lebensweise im allgemeinsten Sinn verknüpft und verzahnt sind, läßt sich erst bei einem Volk voll erkennen, dessen Überlieferungen und Gebräuche nichts mit denen des eigenen Volkes gemein haben. Die Wameru oder andere Stämme könnten gleichsam ein Modell sein, an dem sich die Wechselbeziehungen von Ernährung und Zivilisation, ein auch für uns aktuelles Problem, studieren lassen.

Zur Durchführung dieser Studie hat die Unterstützung, die uns von den Ärzten und den Medical Assistants der missionsärztlichen Stationen in Nord-Tanganyika zuteil wurde, wesentlich beigetragen. Insbesondere sind wir Herrn Dr. ROBERT SCHÜZ, Nkoaranga Lutheran Hospital, Usa River, für viele freundliche Ratschläge, seine tatkräftige Unterstützung und seine wertvollen Informationen sehr zu Dank verpflichtet. Dank schulden wir auch dem Minister für Arbeit und Gesundheit sowie dem Chief Medical Officer und dem Nutrition Officer des Ministeriums in Dar-es-Salaam und dem Provincial Medical Officer in Arusha für die uns gewährte freundliche Aufnahme und Beratung.

Dr. med. WOLFGANG KELLER

Literaturverzeichnis

[1] Recommended Dietary Allowances. Food and Nutrition Board, National Academy of Sciences, National Research Council, Washington 1958 – RDA

[2] STUART, H. C., and S. S. STEVENSON, Physical Growth and Development, in: MITCHELL-NELSON, Textbook of Pediatrics. Philadelphia 1950.

[3] HENRY, J. H., and M. W. GRANT, in: African Labour Efficiency Survey, ed. by C. H. Northcoft, London H. M. S. O. 1949.

[4] ARROYAVE, G., S. PIZZATI, R. BRESSANI and J. MENDEZ, Contenido de diversos nutrientes en alimentos procedentes de Centro-America. 1. Verduras subterraneas, verduras herbaceas, frutos-verduras y frutas. Arch. venezol. Nutricion 5, 61–70 (1954).

[5] GOODFELLOW, D. M., Principles of Economic Sociology as Illustrated from The Bantu Peoples. Deutsche Übersetzung: Grundzüge der ökonomischen Soziologie. Zürich 1954.

[6] EDHOLM, O. G., J. G. FLETCHER, E. M. WIDDOWSON and R. A. MCCANCE, The Energy Expenditure and Food Intakes of Individual Men. Brit. J. Nutrit. 9, 286 (1955).

[7] BRAMSEL, H., persönliche Mitteilung.

[8] Deutsche Gesellschaft für Ernährung: Die wünschenswerte Höhe der Nahrungszufuhr. Frankfurt 1962.

[9] FAO Nutritional Studies, No. 16: Protein Requirements. Rom 1957.

[10] MOORE, T., Vitamin A. Amsterdam 1957.

[11] PLATT, B. S., Tables of Representative Values of Foods Commonly Used in Tropical Countries. London H. M. S. O. 1945 (Medical Research Council, Special Report Series, No. 253).

[12] FRIJS-HANSEN, B., and F. S. MCCULLOUGH, Vitamin A Deficiency in African Children in Northern Rhodesia. J. Pediatrics 60, 114 (1962).

[13] WIRTHS, W., Kleine Nährwerttabelle der Deutschen Gesellschaft für Ernährung. Frankfurt a. M. 1959.

[14] RAO, B. R. H., P. S. S. RAO and C. E. KLONTZ, General Health and Nutrition Status Survey of The Rural Population in Pennathur. 5. Vitamin Nutrition. Ind. J. Med. Sci. 13, 410 (1959). Zit. nach Nutr. Abstr. 29, 1325 (1959).

[15] PAI, M. L., Effect of Cooking by Different Methods on Nutritional Value of Foods. Vitamin C Content of Food in Cooked and Precooked Conditions. J. postgrad. Med. (Bombay) 4, 132 (1958). Zit. nach Nutr. Abstr. 29, 503 (1959).

[16] REIFF, B., Plasma and Urinary Vitamin C Levels in Adult Nigerians, with a Note on the Ascorbic Acid Content of Some Nigerian Foodstuffs. W. African Med. J. 8, 149 (1959). Zit. nach Nutr. Abstr. 30, 1047 (1960).

[17] KODICEK, E., The Availability of Bound Nicotinic Acid to the Rat. 2. The Effect of Treating Maize and Other Materials with Sodium Hydroxide. Brit. J. Nutrit. 14, 13 (1960).

[18] HORWITT, M. K., C. C. HARVEY, W. S. WOTHWELL, J. L. CUTLER and D. HAFFRON, Tryptophan–Niacin Relationship in Man. J. Nutrit. 60, Suppl. 1 (1956).
[19] KODICEK, E., Nicotinic Acid and the Pellagra Problem. Bibl. Nutritio et Dieta 4, 109 (1962), Basel.
[20] BRESSANI, R., E. MARCUCCI, C. E. ROBLES and N. S. SCRIMSHAW, Nutritive Value of Central American Beans. 1. Variations in the Nitrogen, Tryptophane and Niacin Content of Ten Guatemalan Black Beans (Phaseolus vulgaris L) and the Retention of the Niacin after Cooking. Food Res. 19, 263 (1954).
[21] NICOLAYSEN, R., The Calcium Requirement of Man at All Ages. Z. Ernährungswiss., Suppl. 1, 71 (1961).
[22] KRAUT, H., und H. WECKER, Kalkbilanz und Kalkbedarf II. Biochem. Z. 318, 495 (1948).
[23] MALM, O. J., Scand. J. clin. Invest. 10, Suppl. (1958). Zit. nach Nicolaysen, Z. Ernährungswiss., Suppl. 1 (1961).
[24] HEGSTED, D. M., J. MOSCOSO and CH. COLLAZOS, A Study of the Minimum Calcium Requirements of Adult Men. J. Nutrit. 46, 181 (1952).
[25] KRAUT, H., Über die Deckung des Nährstoffbedarfs in Westdeutschland. Schriftenreihe der Arbeitsgemeinschaft für Forschung des Landes Nordrhein-Westfalen, Heft 88, 39 (1960).
[26] GALE, G. W., Food Balance Sheets for the African Population of East Africa. East Afric. Med. J. 37, 410 (1960).
[27] Ministry of Health and Labour (Tanganyika): Manual of Nutrition, Government Printer, Dar es Salaam.
[28] MORSE, E. H., M. POTGIETER and G. R. WALKER, Published vs. Analysed Values for Ascorbic Acid. J. Amer. Diet. Ass. 34, 265 (1958).
[29] HARVEY, D., Tables of the Amino Acids in Foods and Feedingstuffs. Techn. Commun. No. 19, Commonwealth Agric. Bureau, Farnham Royal, Slough, Bucks. 1956.

Anhang

Chemische Analysen von Nahrungsproben

Blatt 1

Artikel	a) in 100 g Einwaage b) Gewicht der Portion in g	Gruppe	Eiweiß [g]	Fett [g]	KH [g]	kcal	Tr. S. [g]	Asche [g]
Mais und Bohnen	400	a)	3,28	0,58	17,68	91,43	23,69	0,73
		b)	13,12	2,32	70,72	365,32	94,76	2,92
Mais und Bohnen		a)	3,16	0,83	19,92	102,35	25,60	0,74
Mais und Bohnen		a)	3,92	0,88	27,50	137,00	33,60	0,84
Ugali von Bananen		a)	0,98	0,22	22,01	96,31	26,12	1,40
Bananen und Kartoffeln mit Zwiebeln	1000	a)	0,86	0,07	16,62	72,32	18,26	0,65
		b)	8,60	0,70	166,20	723,19	182,60	6,50
Bananen und Kohl		a)	1,20	0,10	18,22	80,55	22,11	0,94
Mais und Bohnen	760	a)	1,16	0,42	12,12	58,36	13,51	0,21
		b)	8,82	3,19	92,11	443,48	102,68	1,60
Maisbrei mit afrik. Spinat		a)	3,46	2,17	23,00	128,67	30,85	0,78
Mais und Bohnen	280	a)	5,13	0,71	24,51	128,12	34,69	1,20
		b)	14,36	1,99	68,63	358,77	97,13	3,36
Mais und Bohnen	520	a)	3,89	0,78	23,97	121,48	29,22	0,88
		b)	20,23	4,06	124,64	631,72	151,94	4,58
Bananen mit Rinderfett		a)	1,05	1,09	16,15	80,67	25,53	1,52
Hirsebrei mit Milch und Rinderfett	650	a)	1,23	0,93	10,26	55,76	13,64	0,28
		b)	8,00	6,05	66,69	362,50	88,66	1,82
Bananen mit Rinderfett	800	a)	1,10	1,34	13,32	71,58	18,01	1,14
		b)	8,80	10,72	106,56	572,68	144,08	9,12
Mais und Bohnen	920	a)	3,36	0,70	25,96	126,73	32,14	0,84
		b)	30,91	6,44	238,83	1165,82	295,69	7,73

Blatt 1 (Fortsetzung)

P [mg]	Ca [mg]	Na [mg]	K [mg]	Mg [mg]	I. E. Vitamin A	I. E. Carotin [all trans-β (α)]	Vitamin B$_1$ [mg]	Vitamin B$_2$ [mg]	Vitamin C [mg]
57,25	8,31	163,66	141,67	20,19	0	6,0	0,04	0,02	0,93
229,00	33,24	654,64	566,68	80,76	0	24,0	0,15	0,09	3,70
52,04	6,27	200,49	109,95	11,02		7,7	0,09	+ (Spuren)	1,62
64,76	2,78	244,52	90,28	9,68		12,6	0,07	+ (Spuren)	1,20
30,19	5,29	400,42	243,73	23,98		251,2	–	0,05	5,80
41,90	4,20	4,80	311,71	23,47		44,5	0,03	0,04	5,83
419,00	42,00	48,00	3117,10	234,70		445,0	0,30	0,40	58,30
31,32	5,26	191,62	248,59	23,60		106,9	0,02	–	3,35
21,61	3,53	3,94	73,81	10,17		51,6	–	+ (Spuren)	–
164,24	26,83	29,94	560,96	77,29		392,2			
95,68	3,53	90,01	126,01	4,96		1618,9	0,07	+ (Spuren)	–
92,67	17,99	296,21	266,00	26,07		0	0,09	+ (Spuren)	–
259,48	50,37	829,39	744,80	73,00					
57,76	9,37	273,43	161,12	22,76		0	–	0	–
300,35	48,72	1421,84	837,82	118,35					
25,40	6,89	477,66	22,82	28,69	48,5	162,6	–	+ (Spuren)	5,77
35,69	44,84	7,91	72,38	20,41	15,2	0	0,02	+ (Spuren)	–
231,99	291,46	51,42	470,47	132,67	98,8	0	0,11	+ evtl.	–
19,94	9,00	279,57	185,71	18,79	8,7	354,4	0,05	+ (Spuren)	3,38
159,52	72,00	2236,56	1485,68	150,32	69,6	2835,2	0,40	+ evtl.	27,04
61,13	2,63	211,59	118,05	18,37		5,1	–	+ (Spuren)	0,51
562,40	24,20	1946,63	1086,06	169,00		46,9	–	+ evtl.	4,70

Blatt 2

Artikel	a) in 100 g Einwaage b) Gewicht der Portion in g	Gruppe	Eiweiß [g]	Fett [g]	KH [g]	kcal	Tr. S. [g]	Asche [g]
Mais, Bohnen und Bananen	1000	a)	1,76	0,26	10,17	51,33	13,80	0,35
		b)	17,60	2,60	101,70	513,31	138,00	3,50
Bananen und Fleisch	350	a)	1,91	0,58	16,93	82,63	22,32	0,99
		b)	6,69	2,03	59,26	289,28	78,12	3,47
Mais und Bananen	560	a)	5,02	0,47	23,91	122,98	32,43	1,37
		b)	28,11	2,63	133,90	688,70	181,61	7,67
Mais und Bohnen mit Rinderfett	450	a)	4,44	1,78	22,57	127,29	36,48	0,87
		b)	19,98	8,01	101,57	572,85	164,16	3,92
Bananen und Fleisch	340	a)	4,79	5,01	16,19	132,61	30,95	1,04
		b)	16,29	17,03	55,05	450,88	105,23	3,54
Mais-porridge mit Salz	650	a)	1,36	0,60	9,73	51,05	14,27	0,66
		b)	8,84	3,90	63,25	331,84	92,76	4,29
Mais und Bananen	960	a)	0,86	0,24	10,08	47,09	13,08	0,30
		b)	8,26	2,30	96,77	452,02	125,57	2,88
Mais und Bananen	765	a)	1,29	0,33	14,34	67,15	17,51	0,23
		b)	9,87	2,52	109,70	513,68	133,95	1,76
Mais und Bohnen	600	a)	3,78	0,48	24,28	119,51	33,22	0,72
		b)	22,68	2,88	145,68	717,06	199,32	4,32
Bananen und Fleisch	400	a)	1,87	0,47	18,37	87,36	26,57	0,91
		b)	7,48	1,88	73,48	349,42	106,28	3,64
Frischer Mais, Bohnen und Bananen		a)	2,70	0,53	14,31	74,67	20,32	0,62
Bananen und pflanzliches Fett	350	a)	1,81	1,47	16,03	86,81	22,08	0,69
		b)	6,34	5,15	56,11	303,94	77,28	2,42
Frischer Mais, Bohnen und wildes Gemüse	850	a)	1,82	0,61	9,30	51,26	14,05	0,56
		b)	15,47	5,19	79,05	435,81	119,43	4,76
Hirsebrei mit Milch	950	a)	1,95	0,92	11,70	64,53	16,41	0,49
		b)	18,53	8,74	111,15	612,97	155,90	4,66

Blatt 2 (Fortsetzung)

P [mg]	Ca [mg]	Na [mg]	K [mg]	Mg [mg]	I. E. Vitamin A	I. E. Carotin [all trans-β (α)]	Vitamin B_1 [mg]	Vitamin B_2 [mg]	Vitamin C [mg]
33,66	3,33	4,84	131,92	12,98		46,6	0,02	0,05	5,34
336,60	33,30	48,40	1319,20	129,80		466,0	0,20	0,50	53,40
30,53	5,81	248,11	195,59	27,98	33,5	177,5	+ (Spuren)	+ (Spuren)	3,52
106,86	20,34	868,39	684,57	97,93	117,3	621,3	+	+	12,32
65,72	16,73	381,81	184,40	14,64		17,2	0,09	+ (Spuren)	8,08
368,03	93,69	2138,14	1032,64	81,98		96,3	0,50	+	45,30
57,77	14,44	155,03	231,01	24,12	13,9	0	0,08	0,04	1,92
259,97	64,98	697,64	1039,55	108,54	62,6	0	0,36	0,17	8,64
41,19	7,51	275,41	191,55	24,61	100,8	296,4	+ (Spuren)	0,04	3,63
140,05	25,53	936,39	651,27	83,67	342,7	1007,8	+	0,12	12,30
32,40	3,31	183,04	44,11	11,62		0	0,08	–	0,54
210,60	21,52	1189,76	286,72	75,53		0	0,51	–	3,51
21,31	2,76	10,94	121,42	18,37		92,5	0,03	0,01	1,45
204,58	26,50	105,02	1165,63	176,35		888,0	0,24	0,10	13,92
22,85	1,72	2,39	100,59	10,64		84,2	0,01	0,01	1,49
174,80	13,16	18,28	769,51	81,40		644,1	0,08	0,08	11,40
64,68	4,59	138,98	127,01	11,07		4,4	0,05	0,04	1,50
388,08	27,54	833,88	762,06	66,42		26,4	0,30	0,24	9,00
30,62	5,25	177,70	263,37	42,40	36,3	111,1	0,03	0,02	7,33
122,48	21,00	710,80	1053,48	169,60	145,2	444,4	0,10	0,08	29,32
73,00	9,30	46,63	191,78	15,13		10,7	–	0,05	2,84
45,50	48,39	17,63	299,71	22,85		214,3	0,03	0,10	8,19
159,25	169,37	61,71	1048,99	79,98		750,1	0,11	0,35	28,70
39,86	24,25	38,89	183,42	20,36	0	622,0	0,03	0,04	4,74
338,81	206,13	330,57	1559,07	173,06		5287,0	0,26	0,34	40,30
55,56	77,51	29,41	85,12	30,04	50,0	2,6	0,03	0,02	1,83
527,82	736,35	279,40	808,64	285,38	475,0	24,7	0,29	0,15	17,40

Blatt 3

Artikel	a) in 100 g Einwaage b) Gewicht der Portion in g	Gruppe	Eiweiß [g]	Fett [g]	KH [g]	kcal	Tr. S. [g]	Asche [g]
Sechs geschälte Bananen roh	320	a)	1,06	0,34	20,61	92,01	24,77	0,89
		b)	3,39	1,09	65,95	294,44	79,26	2,85
Frischer Mais und Bohnen	600	a)	5,70	1,93	28,81	159,44	42,35	1,74
		b)	34,20	11,58	172,86	956,64	254,10	10,44
Mais und Bohnen	1150	a)	4,53	0,64	22,52	116,85	31,06	1,16
		b)	52,10	7,36	258,98	1343,88	357,19	13,34
Steifer Maisbrei und Kartoffelsuppe (1 Tasse)	650	a)	2,24	1,41	17,97	95,97	23,06	0,60
		b)	14,56	9,17	116,81	624,80	149,89	3,90
Steifer Maisbrei und Gemüsesuppe	525	a)	2,55	1,85	23,64	124,59	28,66	0,68
		b)	13,39	9,71	124,11	654,05	150,47	3,57
Bohnen, Zwiebeln und Pflanzenfett	600	a)	8,13	5,27	21,11	168,89	40,87	1,78
		b)	48,78	31,62	126,66	1013,38	245,22	10,68
Frischer Mais und Bohnen		a)	3,30	0,62	20,28	102,45	26,51	0,63
Mais, Kartoffeln, Rinderfett	1000	a)	2,46	2,37	22,19	123,11	29,21	0,76
		b)	24,60	23,70	221,90	1231,10	292,10	7,60
Mais und Bohnen	1100	a)	1,75	0,42	12,26	61,36	21,89	0,30
		b)	19,25	4,62	134,86	674,83	240,79	3,30
Frischer Mais und Bohnen	650	a)	5,37	1,73	26,14	145,28	40,09	1,13
		b)	34,91	11,25	169,91	944,39	260,59	7,35
Frischer Mais und Bohnen	750	a)	5,43	1,99	27,25	152,50	41,50	1,00
		b)	40,73	14,93	204,38	1143,80	11,86	7,50
Frischer Mais und Bohnen	700	a)	7,19	1,63	27,34	156,73	41,45	1,41
		b)	50,33	11,41	191,38	1097,12	290,15	9,87
Bananen und Rinderfett	1050	a)	1,16	2,93	16,17	98,31	26,84	0,88
		b)	12,18	30,77	169,79	1032,24	281,82	9,24
Kartoffeln und (Weiß-)Kohl	500	a)	1,31	2,96	11,60	80,46	16,66	1,21
		b)	6,55	14,80	58,00	402,30	83,30	6,05

Blatt 3 (Fortsetzung)

P [mg]	Ca [mg]	Na [mg]	K [mg]	Mg [mg]	I. E. Vitamin A	I. E. Carotin [all trans-β (α)]	Vitamin B₁ [mg]	Vitamin B₂ [mg]	Vitamin C [mg]
32,89	5,76	5,12	399,16	309,47		20,4	–	+ (Spuren)	1,79
105,25	1,84	16,38	1277,31	990,30		65,3	–	+	5,70
172,26	6,12	281,14	417,26	32,81		17,9	0,21	0,07	9,23
1033,56	36,72	1686,84	2503,56	196,86		107,4	1,25	0,42	55,40
66,07	13,97	283,25	191,09	51,31		6,2	+ (Spuren)	0,04	9,83
759,81	160,66	3257,38	2197,54	590,07		71,3	+	0,48	113,00
89,04	3,59	101,09	112,62	28,78		2,9	0,14	–	2,07
578,76	23,34	657,09	732,03	187,07		18,9	0,91		13,50
78,49	32,03	82,39	85,11	33,32		1199,5	0,03	0,05	2,04
412,07	168,16	432,55	446,83	174,93		6297,4	0,16	0,29	10,70
157,20	5,31	308,28	470,53	6,50		8,4	0,12	0,05	3,36
943,20	31,86	1849,68	2823,18	39,00		50,4	0,74	0,30	20,20
61,67	15,46	27,80	226,28	27,81		37,4	0,06	0,02	2,19
46,23	3,38	193,74	79,78	18,08	5,2	4,0	0,06	0,02	1,06
462,30	33,80	1937,40	797,80	180,80	52,0	40,0	0,56	0,22	10,60
31,76	10,62	13,13	119,81	12,75		72,6	0,08	0,02	1,52
349,36	116,82	144,43	1317,91	140,25		798,6	0,91	0,25	16,70
130,13	18,01	150,10	318,22	100,51		13,1	–	0,11	4,04
845,85	117,07	975,65	2068,43	653,32		85,2	–	0,73	26,20
132,21	17,13	77,89	325,89	58,66		13,7	–	0,13	4,13
991,58	128,48	584,18	2444,18	439,95		102,8	–	0,98	31,00
160,41	4,00	178,19	389,08	19,88		12,4	0,07	0,05	1,29
1122,87	28,00	1247,33	2723,56	139,16		86,8	0,49	0,38	9,00
26,84	9,53	290,62	189,54	25,05	74,3	215,8	+ (Spuren)	0,02	8,48
281,82	100,07	3051,51	1990,17	263,03	780,2	2265,9	+	0,18	89,00
39,44	32,12	263,88	148,80	33,45		25,4	+ (Spuren)	–	4,27
197,20	160,60	1319,40	744,00	167,25		127,0	+	–	21,40

Blatt 4

Artikel	a) in 100 g Einwaage b) Gewicht der Portion in g	Gruppe	Eiweiß [g]	Fett [g]	KH [g]	kcal	Tr. S. [g]	Asche [g]
Frischer Mais und Bohnen	400	a)	5,05	1,84	28,80	155,90	42,20	1,34
		b)	20,20	7,36	115,20	623 59	168,80	5,36
Maisbrei und Bohnensuppe	1000	a)	4,13	1,41	16,17	96,34	27,70	0,83
		b)	41,30	14,10	161,70	963,40	277,00	8,30
Frischer Mais roh		a)	4,25	2,75	31,86	173,64	48,30	1,14
Mais, Bohnen, Bananen	1100	a)	2,39	0,44	13,95	71,09	18,46	0,37
		b)	26,29	4,84	153,45	781,95	203,06	4,07
Frischer Mais, Bohnen, Bananen	1250	a)	2,37	1,27	10,37	64,05	15,53	0,51
		b)	29,63	15,88	129,63	800,65	194,13	6,38
Wildgemüse, Mnafu, (Solanum nigrum)		a)	3,75	0,80	3,49	37,10	10,48	0,70
Wildgemüse, Mcheche		a)	6,73	1,24	15,89	104,28	23,73	2,45
Bier, Pombe		a)	0,72	–	6,15	28,16	6,78	
Salze vom Lake Manyara								

Blatt 4 (Fortsetzung)

P [mg]	Ca [mg]	Na [mg]	K [mg]	Mg [mg]	I. E. Vitamin A	I. E. Carotin [all trans-β (α)]	Vitamin B$_1$ [mg]	Vitamin B$_2$ [mg]	Vitamin C [mg]
132,59	21,39	186,19	372,33	47,85	0	0	+ (Spuren)	0,08	1,91
530,36	85,56	744,76	1489,32	191,40	0	0	+	0,33	7,60
102,23	11,77	123,91	165,21	33,25		5,9	0,07	0,06	0,63
1022,30	117,70	1239,10	1652,10	332,50		59,0	0,74	0,60	6,30
143,24	9,21	0,82	245,66	35,93		10,0	0,24	0,11	3,03
50,98	5,83	23,81	124,15	26,18		21,3	0	0,01	1,00
560,78	64,13	261,91	1365,65	287,98		234,3	0	0,15	10,90
63,21	31,59	20,38	186,79	18,91		47,8	0,09	0,09	1,72
790,13	394,88	254,75	2334,88	236,38		597,5	0,11	0,11	21,50
33,78	102,19	–	202,65	34,09		8154,3	+ (Spuren)	0,03	9,34
70,28	435,48	–	437,11	256,73		8788,0	+ (Spuren)	0,18	27,03
32,34	29,38	–	113,95	20,41		23,1	+ (Spuren)	0,03	4,50
		30357,00	109,10						

FORSCHUNGSBERICHTE DES LANDES NORDRHEIN-WESTFALEN

Herausgegeben im Auftrage des Ministerpräsidenten Dr. Franz Meyers
von Staatssekretär Prof. Dr. h. c. Dr.-Ing. E. h. Leo Brandt

MEDIZIN PHARMAKOLOGIE

HEFT 84
Dr. med. habil. Dr. phil. Heinz Baron, Düsseldorf
Über Standardisierung von Wundtextilien
1954. 19 Seiten. DM 6,40

HEFT 94
Prof. Dr. phil. habil. G. Winter, Bonn
Die Heilpflanzen des MATTHIOLUS (1611) gegen Infektionen der Harnwege und Verunreinigung der Wunden bzw. zur Förderung der Wundheilung im Lichte der Antibiotikaforschung
1954. 58 Seiten, 1 Abb., 2 Tabellen. DM 11,50

HEFT 95
Prof. Dr. phil. habil. G. Winter, Bonn
Untersuchungen über die flüchtigen Antibiotika aus der Kapuziner- (Tropaeolum maius) und Gartenkresse (Lepidium sativum) und ihr Verhalten im menschlichen Körper bei Aufnahme von Kapuziner- bzw. Gartenkressensalat per os
1955. 74 Seiten, 9 Abb., 25 Tabellen. DM 14,—

HEFT 146
Dr.-Ing. F. Gruß, Düsseldorf
Sterilisation mit Heißluft
1955. 18 Seiten, 10 Abb. DM 7,70

HEFT 221
Dr. rer. nat. W. Meyer-Eppler, Institut für Phonetik und Kommunikationsforschung der Universität Bonn
Experimentelle Untersuchungen zum Mechanismus von Stimme und Gehör in der lautsprachlichen Kommunikation
1955. 41 Seiten, 24 Abb. DM 13,45

HEFT 237
Dr. med. Paul Endler und Dr. med. H. Ludes, Köln
Bericht über eine Studienreise zur Orientierung der heutigen Behandlung der Lungentuberkulose in den Vereinigten Staaten von Nordamerika
1956. 21 Seiten. DM 7,10

HEFT 257
Prof. Dr. med. Gunther Lehmann und Dr. med. J. Tamm, Max-Planck-Institut für Arbeitsphysiologie Dortmund
Die Beeinflussung vegetativer Funktionen des Menschen durch Geräusche
1956. 37 Seiten, 25 Abb., 3 Tabellen. Vergriffen

HEFT 258
Dr. med. Helmut Paul und Prof. Dr. Otto Graf, Sozialforschungsstelle an der Universität Münster, Dortmund
Zur Frage der Unfälle im Bergbau
1956. 41 Seiten, 9 Abb., 22 Tabellen. DM 11,20

HEFT 300
Prof. Dr. Erich Schütz und Privatdozent Dr. Heinz Caspers, Physiologisches Institut der Universität Münster
Tierexperimentelle Untersuchungen über die Alkoholwirkung auf Erregbarkeit und bioelektrische Spontanaktivität der Hirnrinde
1956. 32 Seiten, 6 Abb., 1 Tabelle. DM 9,55

HEFT 306
Prof. Dr. Bernhard Rensch, Münster
Elektrophysiologische Untersuchungen zur Analysierung der Bildung von Assoziationen und Gedächtnisspuren in Gehirn und Rückenmark
Prof. Dr. med. Dr. phil. Arnold Loeser, Münster
Akute und chronische Giftwirkungen sauerstoffhaltiger Lösungsmittel
1956. 23 Seiten, 9 Abb. DM 9,90

HEFT 325
Prof. Dr. phil. Eduard Schratz, Botanisches Institut Abt. Pharmazeutische Botanik der Universität Münster
Pharmakognostische Untersuchungen am Medizinal-Rhabarber
1957. 62 Seiten, 29 Abb., 3 Tabellen. DM 17,90

HEFT 347
Prof. Dr. med. Siegfried Ruff, Dr. med. Friedrich Kipp, Dr. med. Harald Hansteen und Dipl.-Physiologe Dr. med. Gerhard Müller, Bonn
Untersuchungen zur Frage der Gehörschädigung des fliegenden Personals der Propellerflugzeuge
1957. 42 Seiten, 27 Abb., 3 Tabellen. DM 11,10

HEFT 359
Dr.-Ing. Franz Josef Meister, Düsseldorf
Veränderung der Hörschärfe, Lautheitsempfindung und Sprachaufnahme während des Arbeitsprozesses bei Lärmarbeiten
1957. 74 Seiten, 11 Abb., 40 Audiogramme, zahlreiche Tabellen. DM 19,90

HEFT 371
Dr. phil. Wilhelm Lejeune, Köln
Beitrag zur statistischen Verifikation der Minderheiten-Theorie
1958. 90 Seiten, 14 Abb. DM 19,90

HEFT 387
Prof. Dr. med. Walter Kikuth und Dozent Dr. med. Ludwig Grün, Düsseldorf
Die Verhütung von Infektion durch Desinfektion des Raumes und der Raumluft
1957. 84 Seiten, 14 Abb., 20 Tabellen. DM 22,50

HEFT 394
*Privatdozent Dr. med. Wilhelm Koch, Oberarzt der Orthopädischen Universitätsklinik und Poliklinik (Hufferstiftung) Münster
Direktor: Prof. Dr. med. O. Hepp*
Die Ablagerung radioaktiver Substanzen im Knochen *1958. 188 Seiten, 147 Abb. DM 51,—*

HEFT 414
*Dr. med. Heinz Karl Parchwitz und Dr. med. Cuno Winkler, Chirurgische Universitätsklinik und Poliklinik Bonn
Direktor: Prof. Dr. Alfred Gütgemann*
Speicherung organischer Farbstoffe und künstlich radioaktiver Substanzen in Geschwülsten
1957. 34 Seiten, 14 Abb. DM 13,35

HEFT 416
Oberregierungsgewerberat Dipl.-Ing. Gerd Steinicke, Hamburg
Die Wirkung von Lärm auf den Schlaf des Menschen
1957. 34 Seiten, 14 Abb., 8 Tabellen. DM 11,60

HEFT 446
Dr. med. Gerhard Schäfer, Bonn
Glutationsstoffwechsel und Sauerstoffmangel
1957. 18 Seiten, 5 Tabellen. DM 6,40

HEFT 448
Dr. med. Cuno Winkler, Isotopen-Laboratorium der Chirurgischen Universitätsklinik Bonn
Ein Koinzidenz-Szintillometer zum Zwecke der Schilddrüsenfunktionsdiagnostik und der Tumordiagnostik *1957. 20 Seiten, 12 Abb. DM 8,35*

HEFT 467
Prof. Dr. Dr. h. c. E. Klenk und Dr. phil. Hans Faillard, Physiologisch-Chemisches Institut der Universität Köln
Neue Erkenntnisse über den Mechanismus der Zellinfektion durch Influenzavirus
Die Bedeutung der Neuraminsäure als Zellreceptor für das Influenzavirus
1957. 40 Seiten, 5 Abb. DM 14,40

HEFT 468
Prof. Dr. med. Dr. med. dent. Gustav Korkhaus und Dr. med. dent. Rudolf Alfter, Bonn
Die Vakuumwurzelbehandlung
1958. 48 Seiten, 60 Abb. DM 16,55

HEFT 486
Dozent Dr. med. Eberhard Lerche und Dr. med. Jost Schulze, Aachen
Hörermüdung und Adaptation im Tierexperiment
1958. 31 Seiten, 12 Abb. DM 10,55

HEFT 490
Im Auftrage der Forschungsgemeinschaft »Staub- und Silikosebekämpfung«
Zur Staub- und Silikosebekämpfung im Steinkohlenbergbau
1958. 90 Seiten, 47 Abb., 7 Tabellen. Vergriffen

HEFT 497
*Oberarzt Dr. med. Gunter Mussgnug, Chirurgische Abteilung des Knappschafts-Krankenhauses Bottrop/Westf.
Direktor: Prof. Dr. med. Blumensaat*
Die Knochenveränderungen und der Knochenstoffwechsel beim Sudeck-Syndrom
1957. 46 Seiten, 18 Abb. DM 13,85

HEFT 517
Prof. Dr. med. Gunther Lehmann und Dr. med. Joachim Meyer-Delius, Max-Planck-Institut für Arbeitsphysiologie, Dortmund
Gefäßreaktionen der Körperperipherie bei Schalleinwirkung
1958. 24 Seiten, 12 Abb., 2 Tabellen. DM 9,15

HEFT 530
Prof. Dr. med. Otto Graf, Dr. R. Pirtkien, Dr. Dr. Joseph Rutenfranz und Dr. E. Ulich, Dortmund
Nervöse Belastung im Betrieb. I. Teil: Nachtarbeit und nervöse Belastung
1958. 52 Seiten, 10 Abb. Vergriffen

HEFT 538
Prof. Dr. Karl Hinsberg, Düsseldorf
Reaktion zur Frühdiagnose von Krebserkrankungen
1958. 14 Seiten, 1 Abb., 3 Tabellen. DM 7,—

HEFT 555
Dipl.-Phys. Karl Sellier,
Der Nachweis kleinster CO-Mengen in Körperflüssigkeiten
*Aus dem Institut für Gerichtliche Medizin der Universität Bonn, Direktor: Prof. Dr. med. H. Elbel
1958. 22 Seiten, 12 Abb. DM 9,10*

HEFT 556
*Prof. Dr. Adolf Gütgemann und
Dr. med. Gunther Karcher*
Klinische und experimentelle Untersuchungen mit
Hilfe einer künstlichen Niere
1958. 14 Seiten, 4 Abb. DM 7,10

HEFT 560
*Prof. Dr. med. Josef Vonkennel und
Dr. Günther Froitzheim, Universitäts-Hautklinik, Köln*
Zur Prüfung silikohaltiger Hautschutzsalben
1958. 22 Seiten, 4 Tabellen. DM 8,95

HEFT 571
Privatdozent Dr. med. Werner Klosterkötter, Münster
Zur Wirkung der Kieselsäure bei der Entstehung
der Silikose
1958. 152 Seiten, 96 Abb., 7 Tabellen. DM 41,95

HEFT 577
*Prof. Dr. med. Siegfried Ruff, Dr. med. Kurt Krieger,
Dr. med. Gerhard Schäfer, Dr. med. Wolfgang Hartwich,
Bonn, Dr. med. Otto Wünsche, Bad Godesberg, Dr. med.
Hans Braun und Dr. med. Harald Hansteen, Bonn*
Untersuchungen zur therapeutischen Anwendung
des Sauerstoffmangels. 1. Mitteilung
1958. 118 Seiten, 30 Abb., 8 Tabellen. DM 29,10

HEFT 581
*Obermedizinalrat a. D. Dr. med. Friedrich Bassermann,
Chefarzt der Heilstätte Donaustauf bei Regensburg.
Aus dem Westdeutschen Tuberkulose-Forschungsinstitut
an dem Sanatorium Rheinland, Honnef am Rhein
Leiter: Medizinalrat Dr. W. Ohm*
Elektronenoptische Untersuchungen an Ultradünnschnitten des Tuberkulose-Erregers sowie der
käsigen Gewebsnekrose und zum Problem des
Vorkommens einer mycobakteriellen L-Phase
1958. 64 Seiten, 28 Abb. DM 18,90

HEFT 619
*Prof. Dr. med. Otto Graf und
Dr. Dr. Dr. phil. Joseph Rutenfranz, Max-Planck-
Institut für Arbeitsphysiologie, Dortmund*
Zur Frage der Belastung von Jugendlichen
1958. 66 Seiten, 18 Abb., 12 Tabellen. DM 16,50

HEFT 626
Deutsches Krankenhaus-Institut e. V., Düsseldorf
Arbeitsabläufe auf Krankenstationen
1959. 264 Seiten, 59 Abb., 24 Tabellen. Vergriffen

HEFT 635
*Dr.-Ing. Dieter Dieckmann, Max-Planck-Institut für
Arbeitsphysiologie, Dortmund
Direktor: Prof. Dr. med. Gunther Lehmann*
Die Minderung der Schwingungsbelastung des
Menschen in Kraftfahrzeugen
1958. 24 Seiten, 8 Abb., 1 Tabelle. DM 7,90

HEFT 679
*Aus der chirurgischen Universitätsklinik Köln.
Direktor: Prof. Dr. med. Victor Hoffmann, und der
Arbeits- und Forschungsgemeinschaft für Stadtverkehr
und Verkehrssicherheit Prof. Dr. Dr. Paul Berkenkopf.
Bearbeiter: Gernot Büttner*
Die Verletzung von Autoinsassen. Ihre Entstehung
und Verhütung
I. und II. Teil
1959. 393 Seiten, 180 Abb., 59 Tabellen. DM 66,—

HEFT 736
*Dr. med. Walter Teusch, Leitender Arzt der Inneren
Abteilung des St.-Michael-Krankenhauses Völklingen/
Saar*
Behebung der Störungen vitaler Lebensvorgänge
und ihrer Folgestörungen
1959. 30 Seiten. DM 8,50

HEFT 855
*Prof. Dr. Jörn Gleiss, Kinderklinik Medizinische
Akademie, Düsseldorf*
Soziologische Untersuchungen über die Säuglingssterblichkeit im Ruhrgebiet
1960. 31 Seiten, 5 Abb., 13 Tabellen. DM 9,90

HEFT 856
*Prof. Dr. Heinrich Reploh, Dr. Günther Gängel und
Dr. Alexander Nehrkorn, Hygiene-Institut der Universität Münster*
Untersuchungen über den Einfluß von Abwasser-
Organismen auf Krankheitserreger
1960. 26 Seiten, 11 Abb., 11 Tabellen. DM 8,60

HEFT 860
*Prof. Dr. med. Dr.-Ing. Wilhelm Dirscherl und
Privatdozent Dr. rer. nat. Karl-Oskar Mosebach,
Physiologisch-chemisches Institut der Universität Bonn*
Untersuchungen über die Wirkungsweise der
Steroidhormone und den Umsatz der Organproteine
1960. 20 Seiten, 4 Abb., 3 Tabellen. DM 7,—

HEFT 899
Dr.-Ing. Franz Josef Meister, Akustisches Laboratorium in der Medizinischen Akademie Düsseldorf
Aufzeichnung und Schallanalyse von Herzimpulsen
mit Anwendungsbeispielen der Wirkung von
Schallschocks auf den Menschen
1960. 39 Seiten, 21 Abb. DM 13,50

HEFT 992
Prof. Dr. Siegfried Niedermeier, Chefarzt der Augenklinik der Städtischen Krankenanstalten, Krefeld
Verfeinerung der Technik der Netzhautoperation
1961. 22 Seiten, 10 Abb. DM 7,90

HEFT 996
Dozent Dr. Martin Zindler, Chirurgische Klinik der Medizinischen Akademie, Düsseldorf
Direktor: Prof. Dr. Ernst Derra
Künstliche Hypothermie für Herzoperationen mit Kreislaufunterbrechung Teil I
1961. 82 Seiten, 17 Abb., 6 Tabellen. DM 24,40

HEFT 1001
Dipl.-Phys. Günther Langner, Institut für Elektronenmikroskopie an der Medizinischen Akademie Düsseldorf
Direktor: Prof. Dr. med. H. Ruska
Die Informationsübertragung bei der Mikroskopie mit Röntgenstrahlen
1961. 125 Seiten, 25 Abb. DM 37,—

HEFT 1019
Prof. Dr. med. habil. Kurt Herzog, Chefarzt der Chirurgischen Klinik der Städtischen Krankenanstalten Krefeld
Zur Methodik der fortlaufenden graphischen Registrierung von Bewegungen der Gliedmaßengelenke des Menschen
1961. 59 Seiten, 26 Abb. DM 19,—

HEFT 1032
Prof. Dr. med. Wilhelm Bolt, Medizinische Universitätsklinik, Köln-Lindenthal
Lungenangiographie
1961. 40 Seiten, 30 Abb. DM 17,20

HEFT 1040
Dr. med. Ursula Dix, Augenklinik der Medizinischen Akademie Düsseldorf
Direktor: Prof. Dr. E. Custodis
Zur Frage der medikamentösen Verbesserung des nächtlichen Sehens
1962. 80 Seiten, 40 Abb. DM 26,50

HEFT 1049
Prof. Dr. med. Ludwig Grün, Medizinische Akademie, Düsseldorf
Die biochemischen Eigenschaften der Staphylokokken im Hinblick auf die Pathogenitätsbestimmung und Differenzierung der Keime zur Erkennung des Staphylokokken-Hospitalismus
1911. 61 Seiten. DM 19,50

HEFT 1080
Prof.-Ing. Ludolf Engel, Bergakademie Clausthal-Zellerfeld
Theorie der handgeführten schlagenden Druckluftwerkzeuge und experimentelle Untersuchungen insbesondere an Abbauhämmern im normalen und abnormalen Betrieb
1962. 86 Seiten, 53 Abb., 4 Tabellen. DM 39,—

HEFT 1103
Prof. Dr. med. Helmut Venrath, Dr. med. Paul Endler, Dr. med. Marta Pirlet, Dr. med. Karl Heinz Trippe und Günter Sander, VDI, Medizinische Universitätsklinik Köln
Direktor: Prof. Dr. med. Dr.-Ing. h.c., Dr. med. h.c. H. W. Knipping
Über eine neue Methode der regionalen Ventilationsanalyse mit Hilfe des radioaktiven Edelgases Xenon 133. (Isotopenthorakographie)
1962. 99 Seiten, 82 Abb., 6 Tabellen. DM 39,40

HEFT 1123
Prof. Dr. med. Dr. phil. Leo Norpoth,
Dr. Theo Surmann unter Mitarbeit von Josef Clösges, Karl Tenderich, Wilhelm Oberwittler und Maria Schulze, Medizinische Abteilung des Elisabeth-Krankenhauses Essen
Bioptische, bio- und fermentchemische Magenuntersuchungen
1962. 60 Seiten, 18 Abb., 23 Tabellen, 1 Faltblatt. DM 26,—

HEFT 1130
Prof. Dr. Hans Maier-Bode, Pharmakologisches Institut der Rheinischen Friedrich-Wilhelm-Universität Bonn
Direktor: Prof. Dr. R. Domenjoz
Untersuchungen zur Frage nach einer etwaigen Aufnahme von Dieldrin aus Dieldrin-imprägnierter Wolle in den menschlichen Organismus
1962. 23 Seiten, 7 Tabellen. DM 10,80

HEFT 1161
Dozent Dr. med. Oberdorf, Pharmakologisches Institut der Medizinischen Akademie Düsseldorf
Direktor: Prof. Dr. med. Fritz Hahn
Zur Pharmakologie des Bemegrid
Zugleich ein Beitrag zur Behandlung der Schlafmittelvergiftung
1963. 69 Seiten, 10 Abb., 10 Tabellen. DM 32,80

HEFT 1174
Deutsches Krankenhausinstitut e. V., Düsseldorf
Strahlenuntersuchungen und Strahlenbehandlungen — Organisation und Arbeitsablaufgestaltung in Strahlenabteilungen Allgemeiner Krankenhäuser
1963. 172 Seiten, 28 Abb., 29 Tabellen. DM 85,50

HEFT 1209
Prof. Dr. med. Rudolf Völker apl. Professor für Innere Medizin der Universität Göttingen, Ärztl. Direktor des Städt. Krankenhauses Bad Oeynhausen
I. Die Früherkennung der Herz- und Gefäßkrankheiten
II. Methodische Verbesserungen zur Funktionsdiagnostik cardiovasculärer Erkrankungen
1963. 40 Seiten, 25 Abb. DM 24,80

HEFT 1210
Dr. med. Elmar Schnepper, Chirurgische Klinik und Poliklinik der Universität Münster
Direktor: Prof. Dr. med. P. Sunder-Plassmann
Vergleichende experimentelle und klinische Untersuchungen von 60 Co-γ-Strahlen und 200 kV-Röntgenstrahlen
1963. 191 Seiten, 135 Abb., 17 Tabellen. DM 116,—

HEFT 1273
Prof. Dr. med. Bernhard Lüderitz und Dr. med. Walter Noder, Bäderwissenschaftliches Institut des Staatsbades Salzuflen an der Universität Münster in Bad Salzuflen
Über die Wirkung von Bädern mit verschiedenem Kochsalz- und CO_2-Gehalt auf Gesunde und Kranke mit Funktionsstörungen des kardio-pulmonalen Systems
1964. 48 Seiten, 4 Tabellen, 18 Diagramme. DM 22,70

HEFT 1340
Walter Pribilla, Medizinische Klinik der Städtischen Krankenanstalten Köln-Merheim
Direktor: Prof. Dr. H. Schulten
Erythrokinetik
Untersuchungen über die Destruktion und Produktion der Erythrozyten mit Cr 51 und Fe 59
1964. 90 Seiten, 27 Abb., 6 Tabellen. DM 46,—

HEFT 1376
Dr. med. Kurt Simon, Aprath/Rhld., Chefarzt der Kinderheilstätte Fachkrankenhaus für Atmungsorgane Aprath
Frequenzanalysen der Herztöne mit einem Herztonspektrographen
Dipl.-Ing. G. Kosel, Institut für Hochfrequenztechnik der Gesellschaft der astrophysikalischen Forschung e. V., Rolandseck
Elektronischer Herztonspektrograph

HEFT 1393
Prof. Dr. med. Jörn Gleiss, Kinderklinik der Medizinischen Akademie, Düsseldorf
Direktor: Prof. Dr. med. Karl Klinke
Zur Analyse teratogener Faktoren mit besonderer Berücksichtigung der Thalidomid-Embryopathie
1964. 138 Seiten, 1 Abb., 72 Tabellen. DM 33,40

HEFT 1417
Priv.-Dozent Dr. med. Hans Schlüssel, Medizinische Universitätsklinik Köln-Lindenthal
Direktor: Prof. Dr. Dr. Dr. med. H. W. Knipping
Die Klärreaktion
(Prüfung mit radioaktiven Markierungssubstanzen)
1964. 42 Seiten, 18 Abb., 8 Tabellen. DM 27,40

HEFT 1423
Priv.-Doz. Dr. med. Egon Wetzels, I. Medizinische Klinik der Medizinischen Akademie, Düsseldorf
Einzelfunktionen der Niere beim akuten Nierenversagen
1964. 90 Seiten, 25 Abb., 14 Tabellen. DM 42,80

HEFT 1426
Dr. med. Jürgen Stegemann, Max-Planck-Institut für Arbeitsphysiologie, Dortmund
Der Einfluß künstlicher Beatmung auf den arteriellen Kohlendioxyddruck, das arterielle pH und die Stoffwechselgröße
1964. 54 Seiten, 15 Abb., 2 Tabellen. DM 25,50

HEFT 1445
Dr. med. Wolfgang Keller, Max-Planck-Institut für Ernährungsphysiologie, Dortmund
Studie zur Ernährung bei zwei Stämmen in Nord-Tanganyika

HEFT 1446
Dr. rer. nat. Hildegard Zimmermann-Telschow, Max-Planck-Institut für Ernährungsphysiologie, Dortmund
Die Veränderung der freien Aminosäuren im Nüchternserum des Menschen bei Ernährung mit Milchprotein

HEFT 1455
Prof. Dr. Hans Thomae und Dr. Ursula Lehr, Psychologisches Institut der Universität Bonn
Konflikt, seelische Belastung und Lebensalter
In Vorbereitung

HEFT 1489
Prof. Dr. Johannes Blume, Strümp
Nachweis von Perioden durch Phasen- und Amplitudendiagramm mit Anwendungen aus der Biologie, Medizin und Psychologie
In Vorbereitung

HEFT 1499
Dr. med. Dr. phil. Max Richard Wolff, Psychiatrische Klinik der Medizinischen Akademie und Rheinisches Landeskrankenhaus Düsseldorf
Direktor: Prof. Dr. F. Panse
Untersuchungen über den Schlafverlauf bei Gesunden und bei psychisch Kranken
In Vorbereitung

HEFT 1513
Prof. Dr. med. Dr. rer. nat. h. c. Dr. med. h. c. H. W. Knipping, Dr. L. Priebe, Dr. H. Schlüssel, Medizinische Universitätsklinik Köln
Nuklearmedizinische Probleme der Bilddarstellung ebener radioaktiver Verteilung in Blutgefäßen und Geweben. Theorie und Ausführung einer physikalischen Bildverstärkeranlage
In Vorbereitung

HEFT 1516
Dr. Becker, im Auftrage der Landesvereinigung der industriellen Arbeitgeberverbände Nordrhein-Westfalen e. V., Düsseldorf
Klärung des diagnostischen Wertes von Verfahren der psychologischen Eignungsuntersuchung
In Vorbereitung

Verzeichnisse der Forschungsberichte aus folgenden Gebieten können beim Verlag angefordert werden:
Acetylen/Schweißtechnik - Arbeitswissenschaft - Bau/Steine/Erden - Bergbau - Biologie - Chemie - Eisenverarbeitende Industrie - Elektrotechnik/Optik - Energiewirtschaft - Fahrzeugbau/Gasmotoren - Farbe/Papier/Photographie - Fertigung - Funktechnik/Astronomie - Gaswirtschaft - Holzbearbeitung - Hüttenwesen/Werkstoffkunde - Kunststoffe - Luftfahrt/Flugwissenschaften - Luftreinhaltung - Maschinenbau - Mathematik - Medizin/Pharmakologie/NE-Metalle - Physik - Rationalisierung - Schall/Ultraschall - Schiffahrt - Textiltechnik/Faserforschung/Wäschereiforschung - Turbinen - Verkehr - Wirtschaftswissenschaft.

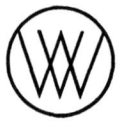 WESTDEUTSCHER VERLAG · KÖLN UND OPLADEN
567 Opladen/Rhld., Ophovener Straße 1-3

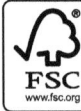

If you have any concerns about our products,
you can contact us on
ProductSafety@springernature.com

In case Publisher is established outside the EU,
the EU authorized representative is:
**Springer Nature Customer Service Center GmbH
Europaplatz 3, 69115 Heidelberg, Germany**

Printed by Libri Plureos GmbH
in Hamburg, Germany